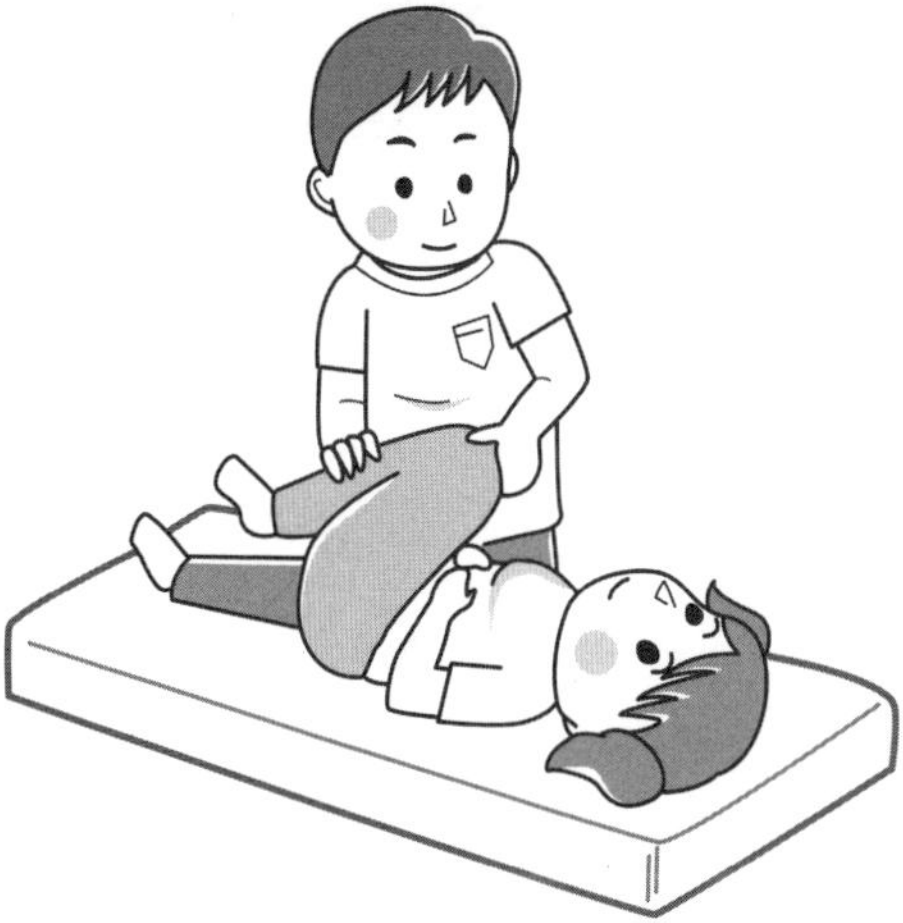

# 誰にでもわかる操体法

稲田稔・加藤平八郎
舘秀典・細川雅美
渡邉勝久 編著

たにぐち書店

# はじめに

「痛い運動は、それ以上やるなと、前方に赤ランプの警報がでているのだ。バック運動しなさい。元にもどせばよくなるのだ」「原始感覚に忠実に、最快適運動を自ら行えばよい」「一定の型というものはない。原理だけ、ゆえに秘伝も何もない」とは「操体法」の創始者である仙台の医師・橋本敬三先生（1897〜1993）の言葉です。操体法は、日本に伝えられている民間療法、武道、東洋的養生法、東洋医学から体系づけられた治療法であり、健康法であり、病気の予防法、健康増進法です。

さて、人間だれでも願うことは「生きる限り快適に満足して十分に生きたい」ということですが、いかにしてこの〝悲願〟を達成しうるか？　ここに体現される操体法の健康思想があります。

操体法では生きていく上で、他人に替わってもらえない行為、自分で責任を持たなければならない行為を「いのちの基本的要件」として表していますが、「いのちの基本的要件」には、

息・・・呼吸すること（呼吸の仕方）

食……食べること（食べ方）
動……からだを動かすこと（身体の動かし方）
想……想うこと（心のもち方）
この四つと自分をとりまく「環境」があります。
これらは相関・相補しあい、各々が自然法則に則り「あなた自身の手によって」より良く保たれることが健康の基本なのだと教えています。

この本は操体法を学ぶ方の「初めの一歩」が書かれています。特に「いのちの基本的要件」の「動・・・からだを動かすこと（身体の動かし方）」について分かりやすく解説することを目的にしています。

既に操体法の経験豊富な方や知識のある方も、ここで基本に立ち返って操体法を学び直すきっかけにして頂けたら幸いです。また、さらに奥深く学ぼうとする方は橋本敬三先生の操体法の本、また関連の本が出版されておりますので積極的に読んでいただきたいと思います。

この本が皆様に操体法に興味を持っていただく一助になればうれしく思います。

稲田　稔

誰にでもわかる操体法――目次

## 2 形態観察のポイント

## 3 操体法の実践

# 1

# 操体法とは

操体法はからだを「ひとつのまとまったもの」として考えています。からだをひとつにまとめている主要な構成要素は骨組みと筋肉です。その骨組みと筋肉のバランスが整っていれば、健康な状態であると考えています。

操体法の操法は、呼気の静かなる動きをもってたずね、味わうことです。

## 操体法による動診と操法について

橋本敬三先生、医師（平成5年1月22日、享年96歳）が、昭和49年に「操体」（註1）と名づけた身体調整法ですが、その前は「カックン療法」「瞬間脱力法」「逆モーション療法」「橋本経筋療法」と呼ばれていました。

（註1）昭和51年に操体法と名づけた。

以下は、『操体法写真解説集』より転載・加筆し、操体法による動診と操法について掲載します。

操体法とはその字の通り、「体操」の逆と書きますが、〝操（アヤツル）、体（カラダ）、法（ノットル）〟を表します。

操体法では、身体を動かす際に

（1）苦しい・痛いということを行わない。

（2）一定のリズムに従わない。一種のリズム体操のように。

（3）力とスピードを必要としない。体操選手のように。

（4）身体からできる限り力を抜いて息を吐きながら動かす。感覚的な快方向に。

という原則に従っています。

操体法は、まず、前述の「感覚的な快方向」を探すために、身体の前後の屈伸・左右の屈伸・左右の捻り・伸展収縮（註1）の動作観察を行います。

（註1）伸展収縮の動きをするには、他からの力が必要な場合もあります。

（5）動診を行い、

（6）動きの快（動きやすい）不快（動きにくい）を調べるところからはじまります。

快（動きやすい）動作がわかったら、つぎにその動きを

（7）身体からできる限り力を抜いて、

(8)ゆっくりと息を吐きながら

(9)ゆっくりと動作するのです。この時、人の手を借りることができるのなら、その動きに

(10)若干の抵抗をつくってもらいながら

(11)快適な位置まで来たら

(12)ため（註1）を3～5秒間行い、最後にため息とともに

(13)脱力します。（この快方への一連の動作のことを操体法の操法といいます）

この脱力がうまくいくと快（動きやすい）範囲が広くなります。

操体法は、原則として

(14)自力で行いますが、感覚的に快方向でしたら、

(15)他力で行っても、同じような効果が得られます。このように、身体の動かし方、動き方には、快適になれる原則があるということです。

(16)また、じっとしていても身体が苦しい・痛い、あるいは、身体を動かすと苦しい・痛い（身体の内的な原因を含む）場合であっても、動かすことのできるところを、できる範囲で快（動きやすい）動作をすることで運動制限や症状が改善することもあります。

（註1）軽く伸びをするように、身体全体に少し力を張らせる感じの状態

# いのちの基本的要件

操体法では生きていく上で、他人に替わってもらえない行為、自分で責任を持たなければならない行為を「いのちの基本的要件」として表しています。

「いのちの基本的要件」には、「呼吸すること（息）」「食べること（食）」「からだを動かすこと（動）」「想うこと（想）」の四つがあります。

この四つの要件には自然法則あるいは生活法則があります。そして、これらの要件と生活環境も互いに相関し相補（註1）しあっています。

操体法では、健康をこの四つの要件の営みのバランスが整い、環境に順応できている状態ととらえています。

四つの営みが法則から逸脱すると、からだのバランスが崩れ病気になります。

その日の健康状態は、それまでの日々の生活の営みの結果です。

操体法の健康回復のアプローチは、何々病を治すという発想ではなく、生活のまちがいから起こる生体の歪みを四つの営みのバランスを調整することで正し、環境に適応させるという考え方で行います。

この「息食動想・環の基本生活」、言い換えると「自然法則に関わる最小限責任生活」について簡単に記載します。

**操体法の目的：**
生きる限り、快適に、満足して、十分に生きる。
〔四つの営みのバランスを整えるための具体例の一部〕
「呼吸をすること」……… 腹式深呼吸
「食べること」…… 少食　良く噛む　身土不二の原則　歯の数に比例した食事
「からだを動かすこと」…… からだの使い方（註2）　重心移動の法則　重心安定の法則
「想うこと」…… 自然の恩恵に生かされている　プラス思考　感謝する

（註1）同時相関相補性：環境と四つの基本行動はお互いに関係があり、一つが充分だから健康というわけではなく、お互いに関連しあい相補しあっている。つまり、動のバランスがとれていても、食と息がアンバランスの場合、病気になりうる。ある営みが良くても他の営みが悪ければ、相関性によりからだのバランスは崩れる。
（註2）からだの使い方：手は小指側に、足は親指側に力をいれる。

# 病気の予防

ＴＶや雑誌などメディアでは芸能人や著名人の「病気」やその「闘病」についてのニュースが日々取り上げられています。事故などで外傷を受ける不幸なケースは別として、操体法の思想では「疾患（疾病）」はあくまで息食動想そして環境の中の歪み・アンバランスから発生する現象としてとらえています。

疾患は突然重い症状や手遅れと言われる状態に陥るのではなく、年齢や疾患の種類によって変化の速さに差はありますが、必ず悪化するには段階があります。

悪化には下記のような段階があります。

①異常感覚（異和感）―痛みや不快な症状を自覚する段階（病院の検査では異常が見つからない）

②機能異常―痛みや不快な症状は増大し、運動・労働も抑制され、病院の検査（血液検査など）でも異常値が検出される段階

③器質破壊―痛みや不快な症状はさらに増大し、入院するなど、日常生活の質（ＱＯＬ）が維持できなくなる。病院の各検査で異常値、筋骨格、臓器などの変性が確認される段

階

繰り返しますが、このような疾患の経過はあくまで息食動想環の歪み・アンバランスを顧みない生活（＝無理）を続けた結果です。歪み・アンバランスを改善し快適な道理にかなった生活に改善し継続すれば、

①感覚正常化―痛みや不快な症状が減少（病院の検査ではまだ異常が見つかる）
②機能正常化―痛みや不快な症状の大幅な改善、病院の検査（血液検査）で異常値が検出されなくなる
③器質破壊修復―生活に支障はなくなり、レントゲンやＭＲＩなど異常が発見されない
（※著しい器質破壊や変性は完全に修復されない場合もあります）

という悪化した時とは逆の過程をたどって回復してゆきます。

操体法ではこの過程の特性を「健康と疾病の可逆性」と呼び、この特性を目安として息食動想環の調整を行います。

本来「病気の予防」とは生体の歪みを正すことであり、①感覚異常の段階で息食動想そして環の歪み・アンバランスを是正することにあると考えます。

# 同時相関相補性

操体法の治療とは、歪体を正体に逆転させることといわれています。

筋、筋膜、皮膚、関節、靭帯など運動系軟部組織の緊張のアンバランスやそれにともなう骨格の歪みは運動障害の原因になるばかりでなく、神経系や内臓系に不調をきたす場合もあります。また、逆に神経系や内臓系の変調が運動系の歪みの原因となる場合もあります。このことを操体法では「同時相関相補性」と呼んでいます。

運動系のバランスを整えることは、それに直接関連性のない系統の不調や病気であっても「同時相関相補性」により、よい影響を及ぼすことが期待できます。

運動系のバランスを整える方法（施術、治療法）として様々な物理療法があります。各症状に対応する急所（ツボ）などの局所刺激を中心とする鍼灸や指圧など、急所（ツボ）よりやや広範囲な部位を刺激する按摩、マッサージ、温熱療法、電気療法などがあります。これらの療法はすべて局所の異常を発見し、骨格のずれや軟部組織の内圧の異常を手技や温熱療法、電気療法によって緩解復元して運動系の歪みを改善しています。

また、軟部組織への刺激とは異なり、運動範囲や症状の状態を観察し、関節や縫合あるいは身体全体を動かすことによって運動系の歪みを改善する方法があります。

これを他動的に行う療法としてカイロプラクティック、オステオパシー、整骨、整体などがあり、自力的（誘導法を含む）にこれを行う方法として導引や気功、自彊術、真向法、西式健康法などがあります。操体法の「動」もこのカテゴリーに属します。

操体法の「動」の原理では気持ち良い方向へ動く、痛くない楽な方向へ動かせばいいということになっています。この身体を元の状態へ戻す運動（整復動作）は、自分（自力）で行うことはもちろん、他人（他力）に手伝ってもらっても行えます。このシリーズで紹介している操体法の施術法は、操体法の性質上、操者（施術者）が〝本人（患者）の自力を発揮しやすいように手伝う〟ように心がけるという趣旨です。

治療法には運動系からのアプローチ以外に、呼吸・飲食・想念・環境を応用したものがあります。

呼吸では、丹田呼吸法、岡田式静座法など

飲食では、日本の玄米正食、中国の薬膳など

想念では、瞑想、禅など

環境では、ストレスをためない環境づくり、衣類、住居の工夫など

これらの療法は、身体のバランスを改善するためにいろいろなテクニックを使っています。

## 人間の体は「動く建物」

操体法では、人間の体を「動く建物」（図）としてとらえます。

はるか昔、人間も祖先は四足で歩いていたと言われています。まずは四足動物の体を簡単な三角屋根の家の構造に例えてみます。

四隅の土台の上に四本の柱を立て、柱の上には合掌造りの屋根を乗せます。土台を手・足、柱を前足・後ろ足、屋根を中央で支える棟木を背骨と考えます。屋根を葺き、天井を張り、棟木の前には頭、後ろには尻尾がつきます。

屋根の頭側は肩甲骨、尻尾側は骨盤にあたり、屋根裏には内臓があり、脊髄は棟木の管腔を貫き、自律神経がこれに並行します。外壁には、電気配線（＝神経系）、ガス管・上下水道管（＝血管・リンパ管）、出入り口（＝口、肛門、鼻腔）が作られ、感覚情報受信器が至る

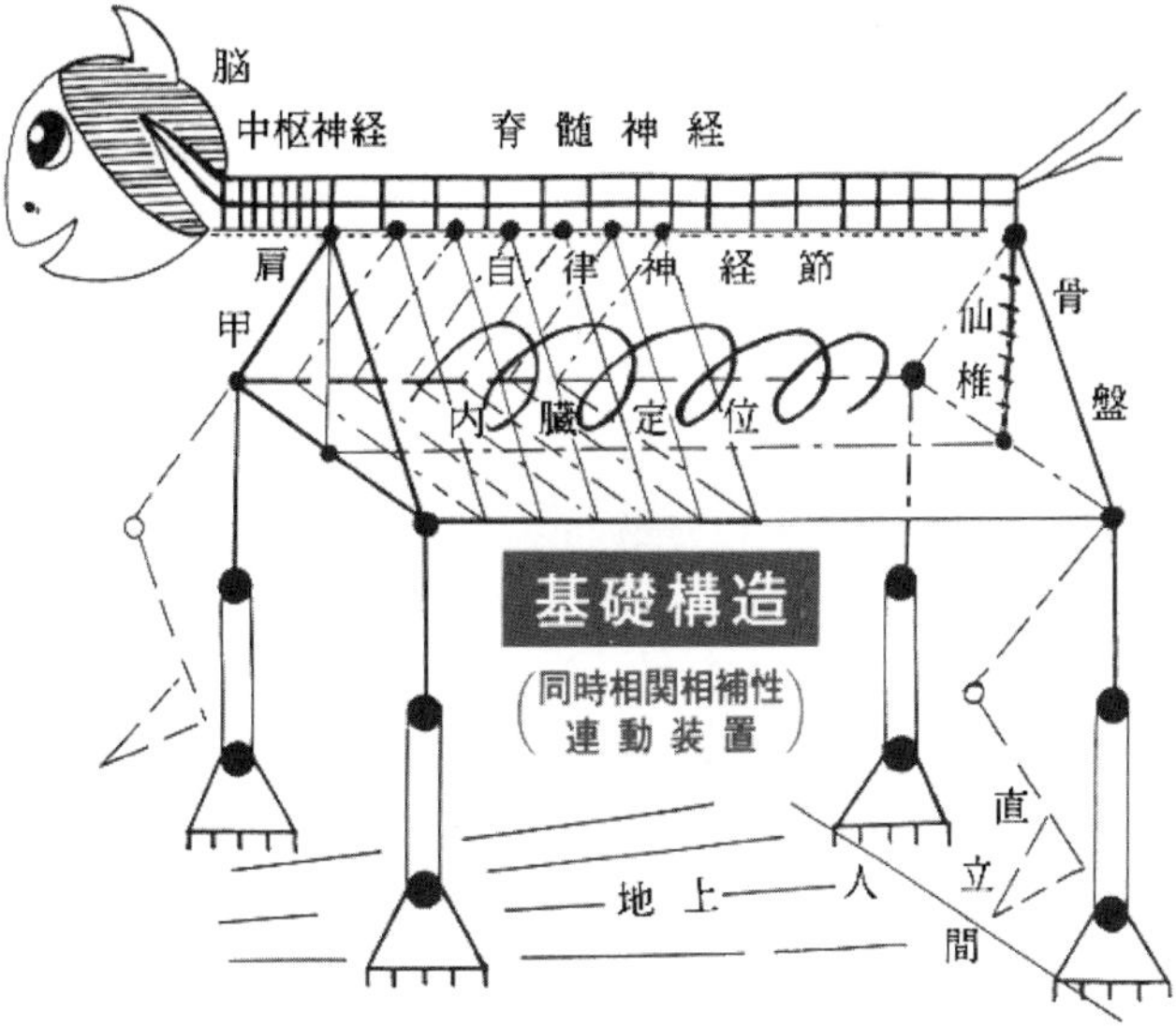


図

ところに設置されています。

四足動物はこの建物のように、大地の上で安定した構造を持っています。この安定した状態から後ろ足で立ち上がり、発達した脳、自在に動く前足（手）を持つという進化をしたのが人間です。

つまり、人間はもともと四つあった支えが二つになった建物です。このように考えると、二つしかない支えの上で、地上高くそびえ立つ体のバランスをとり、重い頭を支え、手の自由な動きを確保するのがいかに難しいことか、そして土台たる足がいかにだいじなものであるかよくわかります。

また、骨格の中心は脊柱です。人間は直立したため、脊柱を支えるのが骨盤、いわゆる腰になります。腰は土台である足の上でバランスを保ち、上体を支え、運動すべての中心となる大切な部位です。

もし、家の土台が傾き、棟木や柱が曲がってしまったらドアは開かなくなり、各配線・配管もうまく作動しません。建物として不健康な状態といえます。これと同じように、人間の体にも構造上の歪みが生じると本来の働きができず、生きるための力を十分に発揮できない状態になります。

建物が立地条件や用途に応じて設計されているように、人間の体も自然の摂理にしたがって設計されています。その設計に反し、間違った体の使い方を続けていますと、骨格が歪み、筋肉が本来の設計とは異なる緊張を強いられます。筋肉を縫うように走っている血管も悪影響を受けて血流が悪くなり、神経も正常に働けなくなり痺れ感や感覚鈍麻を起こします。さらには自律神経系のくるいが生じて内臓の機能異常を引き起こしてしまいます。

操体法では、骨格も筋肉もからだ全体のバランスの中で設計された一つのものと考えます。よって、自然の法則に則って動き、骨格と筋肉のバランスが整っていれば、全身の機能は正常に働き、逆に自然の法則に逆らった動きをしてバランスが崩れていれば、どこかの機能に異常が生じると考えます。つまり、種々の違和感や疾病があるとき、そのからだは歪んでおり（歪体）、緩解するには骨格の歪みを矯正した体（正体）にすることが先決問題だ、と考えるのです。

操体法が運動系に注目するのは、人間が「動く建物」で、構造上歪んだ建物が機能を果たさないように、人間も歪みを抱えると健康がまっとうされないと考えるからです。運動系を矯正することで歪んだ体を違和感や疾病のない正体になおし、健康を取り戻すことが操体法の目指すところです。

## 運動系は相関連動装置

操体法では、人間の体の動きをつかさどる部分、いわゆる運動系は相関連動装置であると考えます。各部位が独立しているようでも、一定の法則にもとづいてお互いに関連しています。

一つの動作をするとき、その動きをする部位だけでなく、次々関連して、全身がつながって動くようにできています。

一ヵ所に歪みができると、これをカバーするために、全身に歪みが波及します。例えば、仰臥位で足の拇趾で壁を強く押すと、足首から膝、腰から背骨、肩から肘・手首、さらに頚・頭と力が入り、顔面の筋肉まで緊張してきます。同じことは、脳血管障害の後遺症のある人が、手足を動かすのに全身を使うことにも現れています。動作に抵抗が加わると体の相関的な連動がはっきりと見て取れます。

もし、連動装置のどこかに何らかの制限が生じますと、動きの円滑さがそこなわれるとともに、痺れや痛みなどが引き起こされます。この場合、感覚の異常があらわれている部位とその原因となっている制限がある部位とが遠く離れていることもしばしばあります。

この連動の原理を応用しますと、肩凝りや頭痛を遠隔の操体法によって、消すこともできます。言い換えますと、末端局部の操体法でアンバランスな軟部組織の緊張異常や硬組織の配列異常までなおすことが可能です。

## 関節の痛みについて

日常生活において、手、足、腰、膝などの関節が痛いという方が多いと思います。

操体法は、気持ちのいいことは体に良く、「苦しい方、痛い方」に動くのではなく、「楽（ラク）な方、気持ちのいい方」へ動けばいいと教えていますが、ただめちゃくちゃに動いたのでは何が楽なのか、気持ちいいのか悪いのかわかりません。

気持ちいい方向を選ぶために、まず動きの方向を分析する方法を知る必要があります。

からだの関節の動きは2つの骨が1つの関節でつながっているので、軸に対して関節の動きは4種類になり、八方向に動きます。前屈と後屈、左側屈と右側屈、左捻りと右捻り、牽引（伸展）と圧迫（縮む）の4種8方向です。

からだに痛みが出た場合、近位の関節を8方向に順番に動かしてみます。一つひとつの動作ごとにからだの声に耳を傾けながら動くと、楽な動作、気持ちよさを感じられる動作があるはずです。操体法は気持ちのよい方に動かし、味わい、瞬間脱力をすることで、筋緊張のバランスが整い、血液循環が改善し、関節の可動域が広がり、柔軟性がでてきます。

## 原始感覚、無意識の動き

橋本敬三先生は著書『からだの設計にミスはない』（たにぐち書店）の中で原始感覚について次のように記しています。

「この感覚は本来人間に備わっているものだ。自分の原始感覚に従って、自分のからだにあった行動をとったり、食べ物をとったりする。人間はこの感覚に素直に従っていれば、その心身の可能性を最高度に発揮することができるのに、ただ、意識過剰、知識過剰のために、この感覚の働きが抑えられ、くらまされているのです。だから、かえって無意識の時が一番バランスがとれている。無意識の時は、この感覚が少しも邪魔されずにスムーズに働くからです。」

野生の動物は、眠くなったら眠り、食べたくなったら食べる、動きたくなったら動く、といったように感覚に従って行動しています。人間も、からだが良くなるように動きたい、しかも痛い苦しい動きではなく、楽に動いて体を良くしたいと思っています。これが無意識の動きとなって出るのがあくびや寝相です。

無意識の行動には全身の歪みを直すはたらきがあります。その行動に心身を導くのに不可欠なのが『原始感覚』です。

頭で考え「からだにいいから行う」という意識的なものではなく、からだの内側から「気持ちがいいということで行う」というものです。

しかし、だからと言って感覚に流されがちになってしまうと、生活の中でストレスがかかった場合、いつのまにか過食気味になったりする、衝動買いをしてしまう、など無意識であっても結果的に不健康や不都合の度合いを増やすような行動をとってしまうことがあるので注意が必要です。

## 手は小指側、足は親指側

私は、橋本敬三先生が火鉢の前に座って「手は小指側、足は親指側に意識をおくように」

と患者さんに指導していたことを思い出します。昭和60年頃の温古堂研修時代のことです。「手は小指側で足は親指側」と説明しても操体法に携っていない方には聞き覚えがないと思います。操体法では「人間は全身連動装置になっていて、身体の使い方には法則がある」と考えます。ところが、私たちは知らず知らずのうちにこの法則に反する動き方をしているため、からだのバランスを崩し、からだが歪み、肩こり、腰痛、膝痛等に苦しむことになるのです。

そうならないためのからだの使い方の基本は、からだの中心に力を集約統一することです。人間のからだの中心を臍下丹田（腰椎と肛門と臍を結んだ中間）としますと、運動する場合、全身の重心をからだの中心に近づけて動くと効率よく動け、疲れにくく、能率も上がりやすく、フォームもきれいです。逆に臍下丹田（体の中心）と動きの重心が離れていると非効率な動きになってしまいます。非効率な使い方を続けるとからだは疲労し、バランスが崩れ、歪みによっていろいろなところに不調を感じるようになります。

からだの中心である臍下丹田に重心を安定させるためには、脇をしめ、手は小指側に、足は親指側に力点を置くことです。

例えば、料理で包丁を持つ場合、親指側で包丁を握った場合と小指側で包丁を握った時を比べてみますと、親指側で握った時は肘が脇から離れますが小指側で握った時は肘が脇に近付きます。実際やってみるとわかりますが、肘が脇から離れると腕と肩に力が入ります。それは肩の周辺の筋肉が凝る原因になります。

物を持つ場合や、何かの手作業をする時でも手は小指側に意識をおくことが大事です。

足の使い方では、親指側に意識をおきます。

ちょうど、親指の付け根のあたり（土踏まずの前）、東洋医学の穴（ツボ）でいうと湧泉穴（図）です。湧泉に意識をおくことによって、重心が安定し、重心の移動もしやすく動きが軽やかになります。歩行時、立位時、作業時を問わず親指側に意識をおくことが大事です。

作業時は、右手で作業するときは右足を左足より半歩か一歩後ろに引き、物を拾う動作の場合も、右手で物を拾うなら右足を一歩引くとバランスがよく動作が楽になります。右手で拾う時、右足が前に出ると左足を前にする際よりも右ひざを深く曲げて腰を落とさないと腰に負担がかかりやすくなります。

なお、重いものを持ち上げるときは、腰を落として、物をからだに引き付け、掛け声をかけ、膝と尻の力で持ち上げると腰にかかる負担が減ります。

重心を移動する際の法則は体幹を捻る時は、捻って

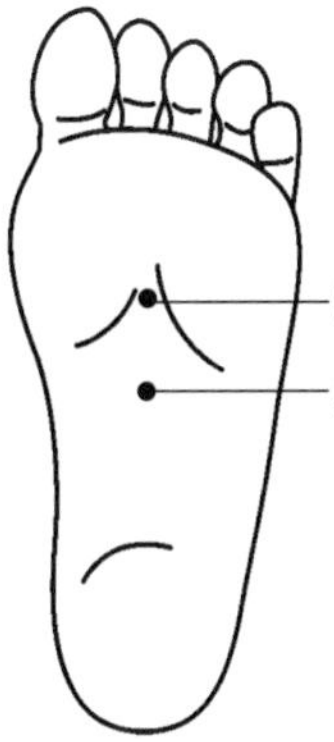

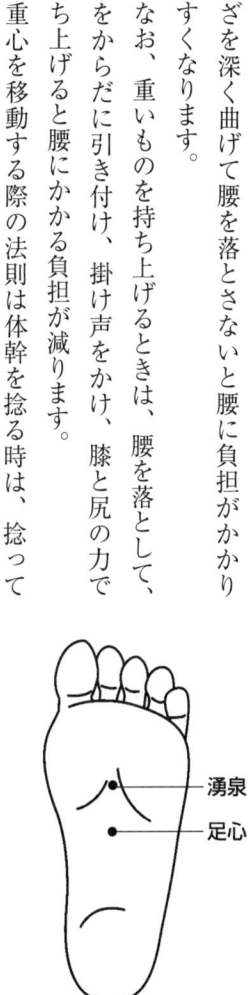

顔の向くほうの足に重心をかけること。体幹の側屈の動きでは、倒れるほうに重心をかけず、伸びる側に重心をかけます。体幹の前後屈の動きでは、前屈時には、重心（お尻）を後方に移動（突き出し）します。後屈時には重心（お腹）を前方に移動（突き出し）します。能率的できれいなフォームになり安定します。

## 身体運動の法則

操体法では、生命現象そのものは、本来バランス現象だといわれています。原始感覚は生体が生まれながら持っているもので、感覚は快と不快の両極につきます。バランスが許容範囲にあれば不快を感じません。

操体法の治療とは運動系の歪みを正すことですが、操者の心得について説明したいと思います。

操体法が一般の治療法と大きく違うところは、治療者から施術してもらう他力の治療ではなく、患者さん中心の自力（自分の力で動く）の治療法という点です。

操体法にはコツがあります。そのコツを身につけるためには、運動系の法則（身体運動の法則）を理解することが必要です。

橋本敬三先生は著書『からだの設計にミスはない』の中で身体運動の法則について述べていますので、その要点をまとめました。

### （1）連動の法則

＊全運動系は中枢神経を介して連動装置である
＊からだの一部分をある目的に向かって動かすと全運動系が協力的に動く
＊歪みの発生では系統的に歪みが波及する
＊整復に当たっては、末端局所の処理が遠隔の所にも好結果をもたらす場合がある

### （2）重心安定の法則

＊腰を真直ぐ伸ばし、ここ（腰椎Ⅱ）を要として運動すること
＊手は小指側、足は親指側に力点をおくつもりで動作をする
＊末端に支点をおいた運動ほどからだを崩し歪みをつくり易い
＊骨格は疲れるとゆるむ

## (3) 重心移動の法則

*屈曲運動時には反対側へ重心を移動する
*伸展時、捻転時には同側へ重心を移動する
*これに反すれば、非能率的であり歪みが生じる

## (4) 呼吸との関連

*急速、強力な運動は、呼気か息を止める
*息を吸う時は、運動神経が働かない
*ギックリ腰もウッカリ吸う時におこる

## (5) 動作と姿勢と感情

*精神との相関で喜怒哀楽時の姿勢をとる(怒るときは腹を立て、悲しみ憂いは前屈して、驚くと腰が抜け、意気が上がれば昂然たる姿勢をとる)
*特定の姿勢で別な感情を誘発することはできない
*眼球の動きで情感が変わる

### （6）飲食との相関

＊飲食の仕方、運動の遅速、強力の持続などは、飲食に関係ある
＊断食の経験から常習過食と偏食を避ける

施術として操体法を行う場合、少なくとも操者（施術者側）は身体運動の法則を理解し、特に（2）重心安定の法則、（3）重心移動の法則を体得しなければならないと考えます。

## 操体法の姿勢（体位）

操体法はいろいろな姿勢（体位）で操法ができます。

仰臥位、伏臥位、座位（足が床から離れてブラブラする高さ）、正坐、四つんばい、中腰、立位などです。

操体法を始める前に大切なことは、本人はリラックスした姿勢をとることです。無理があったり余計な力が入る姿勢ですと、からだを動かした時にうまく動けず、からだの感覚を

つかむことができないからです。

例えば、伏臥位の際の手の位置についてですが、伏臥位の状態で腕をからだに平行に伸ばしますと多くの場合全身の力が抜けやすくなりますが、腕を前に伸ばしたり、腕を組んであごを乗せたりすると力が抜けにくいようです。

また、姿勢（体位）によってからだの動き方がちがってきます。例えば、座位で足首を左右回旋させる動きと伏臥位で足首を左右回旋させる動きとはからだの動き方（連動性・協調性）が異なります。この場合、からだの調子がわるくなっているところや、からだの歪みのあるところがうまく動く姿勢を選択すると効果が上がります。

## 腰の使い方

操体法の実際として、操者が本人を動かすときにはコツがあります。

基本となる考え方は、操者はできるだけ本人のからだ全体が無理なく動くように誘導することです。

運動系には連動性があります。からだ全体が動くように誘導しながら、本人の一番調子のわるいところが動くように工夫することが肝心です。

また、動かすときのコツのひとつである腰の使い方を説明します。

操体法をするとき、力を入れたり脱力したりするポイントは腰にあります。

本人の腰からの力の入れ方、脱力の仕方で操体法の効果が違ってきますので的確な誘導が大切です。

たとえば、足の操体法を行う場合、足だけに力を入れて動かすのではなく、「腰を中心に」力を入れるようにします。腰を使うことにより体全体の連動を引き出すようにします。

脱力をするときも、足から力を抜くのではなく、腰から力を抜くようにします。腰から力を抜くと、全身で力を抜くことになり、連動の効果をあげることができます。

すべての操体法において操者は、本人の意識を腰に持っていくように、手と声をかけ適切な誘導することが大切です。

ところで、「腰を中心に」の「腰」ってどのあたりでしょうか。多くの方に操体をしてきて、聞き返されることの一つとして「腰の位置」があります。

操体法で使う「腰」という言葉には二通りあって、一

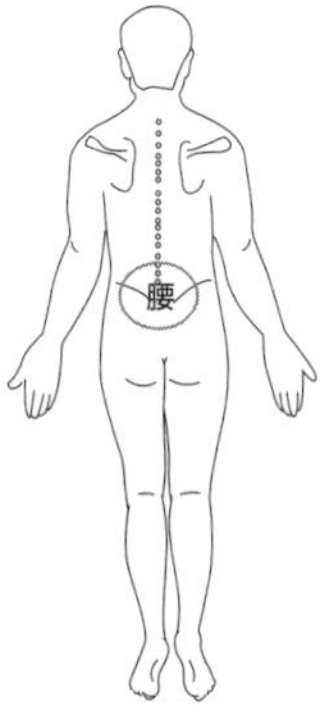

図1

つは腰痛のときの腰＝low back（図1）ともう一つは操体法をするときの腰＝運動の中心＝運動の出発点＝臍下丹田（図2）です。

　言葉で操体法の動きを誘導する際は、「腰」という言葉の使い方にも細心の注意が必要と考えます。

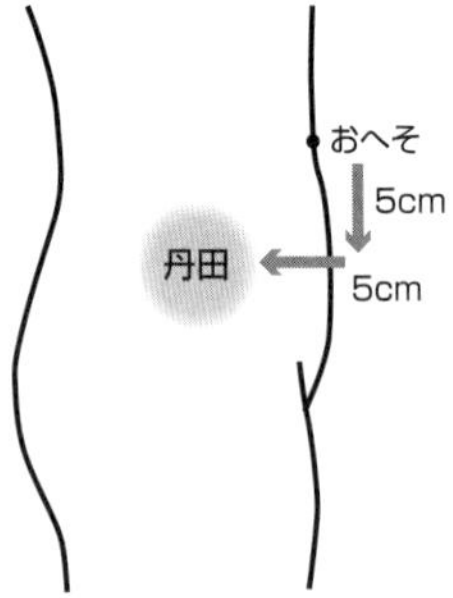

図2

## どこで動きを止めるか

　操体法の動作は4種類8方向の動きを分類分析して、快適な方向をさがし、その方向に動かして脱力させるのが基本です。快適な方向に動かすとき、操者はその動きに対して手を添えながら少しずつ抵抗を加えます。ある点までできたら、操者は少し力を入れ（抵抗を強め）本人の動きを止めて（ためて）、一気に脱力させせます。どの角度まで動かして止めた（ためた）かがポイントになります。

　ある点（動きを止める角度）とは、本人にとってからだ全体が動きやすいところであり、快適に動ける極限のところです。

この点は、「この位置」と決めるわけではありません。操者の誘導の仕方でも異なりますし、本人の動き方でも異なってきます。

動かすコツ、快適に動くコツや範囲をつかむためには、操者は本人に聞くのが一番です。本人の感覚を大切にします。操者は手を添えながら本人の動きに少しずつ抵抗を加え、快適なところを聞き、そこで動きを止めて脱力させます。操者は経験を積むことによって本人に聞かなくても勘所がつかめるようになります。

## 快か？　不快か？

人間のからだは、もともとよくできていて（環境が厳しすぎることがなければ）健康でいられるように設計されています。しかし、現代では、普段の姿勢の悪化や運動の過不足、食生活の良し悪し、ストレスなど生活習慣の歪みによって私たちは不健康になっています。しかし、その歪みを直していけば、また元々の良い状態＝健康に戻れるのです（手遅れの場合など完全に元に戻れない場合もあります）。

からだの歪みを直す極意は一つです。

からだの歪みを直す際、自分にとってつらい動きや痛い動きを我慢してやる必要はありません。むしろ頑張りすぎるような体に感じる「つらい動き、痛い動き」は逆効果の場合が多いのです。

人間を含めて生物は元来、つらいことをするよりも、心地よいことが好きなようにできていて、それによって連綿と命をつないできました。人間は無意識のうちに楽なように楽なように行動を決め、動いています。

自分の感覚(原始感覚)に従えば、楽な動きは歪んだからだを元の良い状態にもどる原動力になります。気持ちよく動くことでからだの歪みを直し、バランスが良く体の機能が保たれる状態にもどるように人間のからだはできています。この原理をのみこめば、自分のからだの歪みはもちろん、生活習慣の歪みも自分で直すことができます。

今どう感じているか? 「快か? 不快か?」 やりたいのかやりたくないのか? 戻るのか行くのか? 自分の感覚に尋ねること。その感覚に素直に従っていくと自分にとっての「不快であり、歪む」リスクは回避できるはずです。

これが、操体法の原理であり、健康の原理です。

気持ちよさによってバランスがとれ、歪みがなくなれば病気が消え、健康に向かいます。

しかし、生活が再び乱れるとまたバランスが崩れてしまい健康は保たれません。
操体法の思想・実践は、「自分の健康は自分で守る」という健康学の根本原理です。

## 圧痛点消去法

「動いてみると快・不快ははっきりわかる。快を目的に、力まずに不快から快に逃げるとよくなる。形で判断せずにやってみて、あくまでも快を追及すればよい。どうやって、どう動くかは決まっていない。気持ちいいようにゆっくり味わうこと」と橋本敬三先生の語録にあります。

操体法のやり方には、〈一般的なやり方〉ともう一つの方法として〈圧痛点消去法〉の操体法があります。

操体法の一般的なやり方は、始めに運動分析（動診）をします。前後・左右屈伸・左右回旋・牽引圧迫方向それぞれに動き比べて「痛くない方、動きやすい方、気持ちの良い方向」（＝快の方向）をみつけます。

そうして快の方向へゆっくりフワーッと体全体で動きます。そのまま3～5秒間動作を止め、力をためてから、全身の力を一気にストンと抜きます。同様の動作を2～3回行った後、再び運動分析をし、バランスが整ったか効果のほどを確かめますが、どちらの動きも同じに感じられたら、歪みが改善されているということです。

もう一つの方法「圧痛点消去法」は、逃避反射によりからだの歪みを取りのぞく方法です。初めに安定な姿位で触診により最大圧痛点を探し、次にその部位に圧を加えます。ポイントは逃避反射（痛みから逃げる無意識の動作）を生じさせる程度に圧痛部を圧することです。先に「原始感覚」について触れましたが、人間はからだが良くなるように動きたい、しかも痛い苦しい動きではなく、楽に動いてからだを良くしたいと思っています。これが無意識の動きとなって出るのがあくびや寝相、逃避反射などです。このような無意識の行動には全身の歪みを直すはたらきがあります。圧痛点消去法は、この無意識の反応を応用するものです。

## まずは足から

操体法では四つ足の動物が地面に立っている状態を「建物」にたとえることは前述の通りです。そして、この建物が二本の柱で立った状態が人間のからだであると考えます。

建物では土台の上に立つ柱が一番大切な部分になります。操体法ではからだを建物に例えるので柱は足に当たります。

二本足で直立した人間は、その状態で頭の重さを垂直に脊柱で支え、その脊柱を足から膝、骨盤が支えています。脊柱は、短い椎骨のつなぎ合わせであるということは運動するうえでは好都合ですが、歪みやすいという大変不都合な半面もあります。

人間の作業や運動には右利き・左利きの偏差があり、当然体重を支える足にも重心の左右差や足裏の重心の前後差が発生します。さらに生活や運動の中で身体の法則に反した動きをすることで、日々歪みを作っています。

前述したように足を建物に例えると柱、車に例えるとタイヤであるとも言えます。家が傾いているとき、いくら壁を修理しても問題は解決しません。車がまっすぐ走らないとき、いくらボディを直してもタイヤがパンク・変形していれば問題は解決しません。つまり人間にとって足の歪みは、からだの歪みの始まりと言えます。人間では歪みを修正していくのは足から行うのが優先的順序であるとイメージしてください。

単純に骨格の歪みについても、特に肋骨がついているところより下の部分の背骨、腰にあたるところより下のほうは、足から上がってくる影響が大きいので足の操体法で歪みが是正される効果も大きいと考えてよいのです。

自然法則に従い上手に体の動きの連なりを意識して動くと、それよりもからだの上の肋骨のほうにも連動、影響してよくなることもあります。

この連なりを利用すれば足を動かして首、肩の問題を解消することもできるのです。

足裏、特に踵への刺激は骨密度の育成に関係が深いといわれ、足や足首の動きは第二の心臓に例えられるふくらはぎの筋肉の働きに関係します。足の操体法で骨が丈夫になったり全身の血行が改善する可能性があるのです。

## 運動系について

操体法の治療とは〝快の法則に則った運動系の歪みを正す操作〟を施すことですが、運動系について説明いたします。

橋本敬三先生は著書『万病を治せる妙療法』（農山漁村文化協会）の中で運動系について述

べていますので、その要点をまとめました。

「動くことを運動といい、そのためのからだのしくみがあり、そのしくみを運動系といいます。運動は横紋筋系、平滑筋系によっていとなまれ、これらはお互いに相関していますが、操体法でいう『運動系』とは自分の意思によって支配出来る横紋筋系運動系のことです。（以下横紋筋系運動系を運動系といいます）

この運動系は第一に連動作用を持っており、第二に全身の支持作用をいとなみ、第三に重要器官（中枢神経及び内臓）を特定の位置に確保する作用を持っています。骨および軟骨からなる硬組織の骨格が基盤になり、その骨につらなる腱、筋肉と腱鞘、筋膜、関節を形成する内容と、外包する嚢、靭帯などを主として、それを包囲し筋骨の運動にともなって動く皮膚も含めたいっさいの軟部組織です。これを『運動系』と定義します。これらが形態的に自然であり、運動に何の故障もなければ異常感覚は起こらないし健康です。」

人間の全身というかたまりは、統合された一つの有機体で、各部分は独立しているようでも必ずお互いに関連しており、しかも一定の法則によって定められています。各部分がバラバラに単独で病むということはありませんし、ある細胞群だけが独立して異常をきたすことはありません。この人体の基礎構造の総合的な相関をとらえるには運動系の認識が不可欠で、運動系は健康と疾病に重大な意義を持っています。

操体法はこの運動系の法則の認識によって組み立てられた健康の復元法であります。

＊＊＊＊＊

操体法は「からだへの信頼」に根差した健康観を持っていますが、「自分の日々の暮らしは自己の責任」であるということでもあります。自然法則に則り「良くあろうとすればからだは良くなる」。しかし「生活をかえりみることがなく日々を暮らせば、からだのバランスが崩れて病気になるよ」という原理です。健康指導をなさる方がご自身の健康管理にまず操体法の知恵を活用してみてください。

操体法を実践することにより「息・食・動・想・環境」を整え、不快感が弱まり心地よさが強まってくると同時に、自身の健康さの深まりを実感していただきたいです。

# 2

# 形態観察のポイント

## 形態観察 1
# 立位での正面、背面、側面の観察ポイント

からだは一つの統合体です。

からだは、頭・首・胴・腕・腰・脚といった各部位がお互いに関連しあって成り立っています。

からだのバランスが崩れると、筋肉のこりや緊張、神経系や内臓、免疫系などに変調を生じ、顔、背中、腕、脚など、からだ全体に影響が及び、形態（姿勢）に歪みが生じます。

私たちのからだは日々の生活の営みによって育まれます。そして、生活の営みの一つひとつが健康に大きな影響を及ぼします。

操体法では、生活の営みを息（呼吸）・食（飲食）・動（運動）・想（精神活動）の４つのカテゴリーに分けてとらえます。この４つの営みと環境とのアンバランスやケガなどが、からだのバランスを崩し、健康に影響を及ぼすからだの歪みの原因であると考えます。

人間のからだは、ほぼ左右対称になっています。形態観察とは、姿勢の異常を見つけ、からだの変化を読み取ることです。

簡単な形態観察により、操体法前と操体法後の姿勢の変化を観察することができます。ここでは、形態観察の中から立位での正面、背面、側面の観察ポイントを紹介します。

## （1）立った姿勢・正面からの見方（図1）

①首のねじれと傾き
②肩の左右高低差とねじれ
③腕のねじれと、歪曲・手首のねじれ
④乳頭の位置の左右差と高低差
⑤胸筋と腹筋の緊張とシコリ
⑥腸骨のねじれと左右高低差
⑦膝頭の向き方と前後差
⑧爪先の向き方
⑨全身的なねじれと傾き

＊からだを真正面から見て、鼻とへそを結んだ中心の線を、正中線といいます。

## （2）立った姿勢・背面からの見方（図2）

①首のねじれと傾き、うなじの波
②左右肩甲骨の隆起と高低差
③脊柱のねじれと彎曲
④背筋の隆起、緊張とシコリ

図1
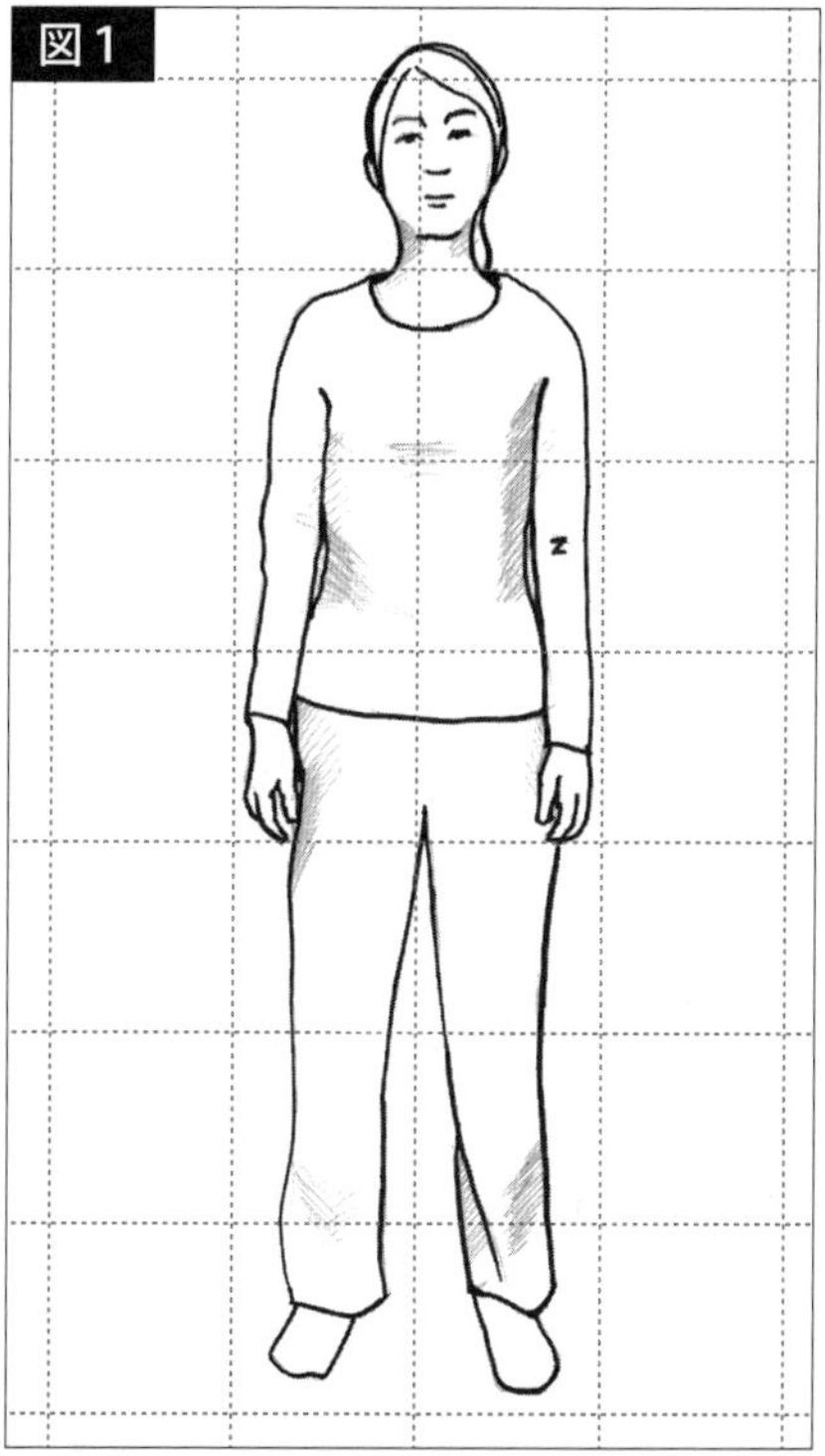

⑤腕のねじれと、歪曲・手首のねじれ、体幹との間隔差
⑥肘の左右高低差と向き方
⑦臀筋の左右差
⑧脚形態の左右差
⑨かかとの位置の左右差

図2

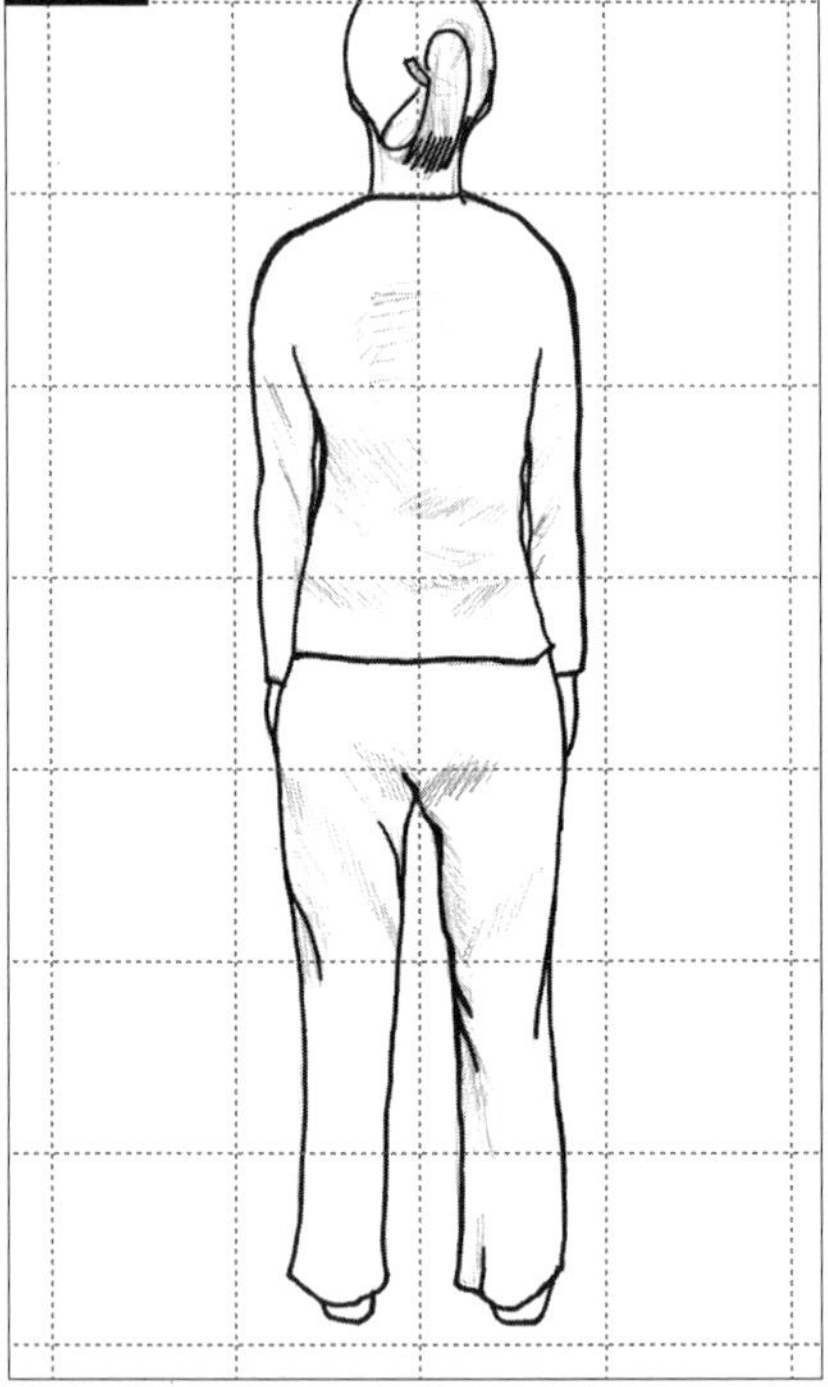

⑩大腿部の開き方
⑪脊柱の生理的湾曲度
⑫肌の色とツヤ

## （3）立った姿勢・側面からの見方（図3）

図3

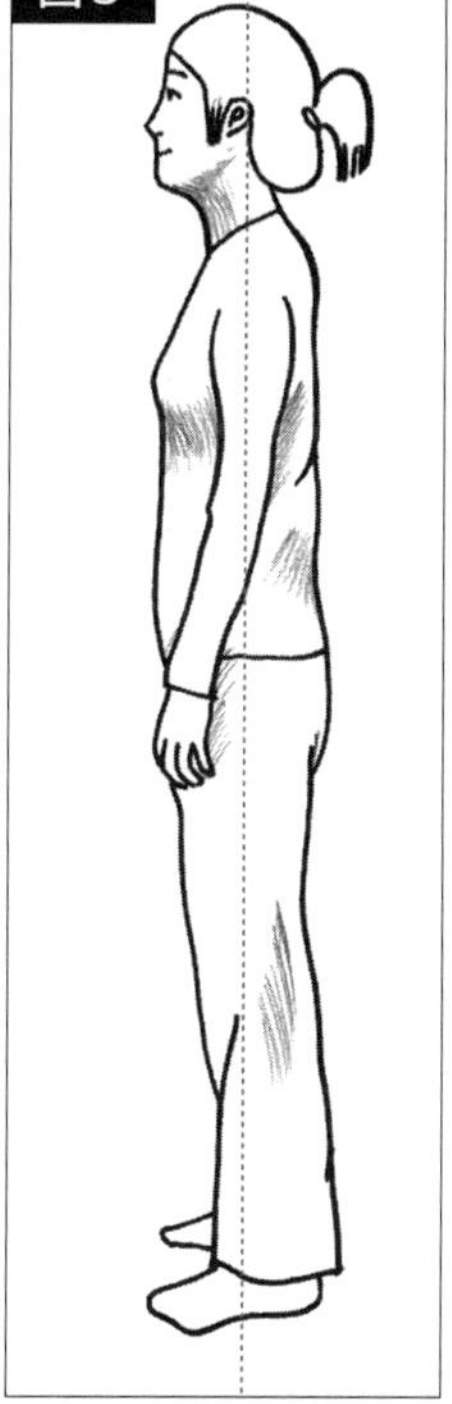

①立位体として正しく安定した直立体となっているか
②頭部の比較
③肩の左右差
④背胸部の形態比較
⑤上肢のねじれ、指先のねじれ・向き方

⑥下肢部の形状
⑦肌の色とツヤ
＊重心線は耳から、肩、股関節、膝関節、足の土踏まずを結んだ線です。

## アドバイス

**［脊椎の見方］**

肩甲骨や腸骨など目安となる骨と脊椎の位置関係、および棘突起と横突起との位置関係を知っておくと、脊椎の観察がわかり易くなります。

そのポイントは以下の通りです。

（図4）
①頸椎7
②胸椎12
③腰椎5
④仙骨の突起5
⑤尾骨

⑥頚椎7＝首を前に曲げた時最も大きく突き出る
⑦胸椎3＝肩甲棘は胸椎3の棘突起に対応した位置
⑧胸椎7＝肩甲骨下端の高さ
⑨腰椎4＝腸骨上端の高さ

図4

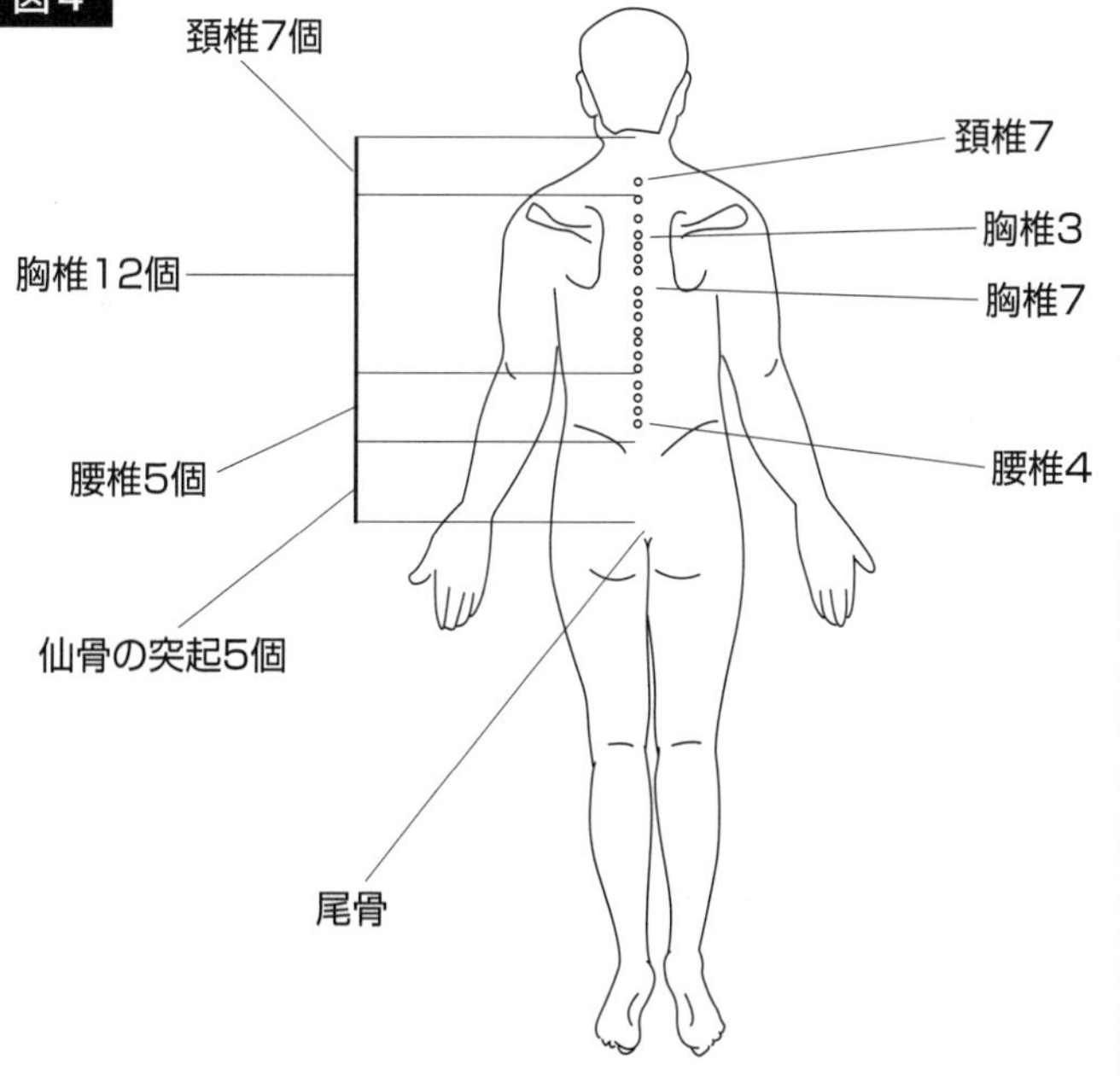

形態観察
2

# 仰臥位、伏臥位の観察ポイント

からだの状態をつかむためにも、からだの歪みについて理解しましょう。

からだの歪みは、健康状態と深く結びついています。

歪みは、からだにかかるくせや姿勢、生活習慣の積み重ねでおこります。

からだの調子が悪いときは、からだの形のどこかに変化として出ます。

形を見るときは、立位、仰臥位、伏臥位、座位と、形を変えてみながらそれぞれの姿勢を見ることが必要です。

そして、どこに変化があるか見なければいけません。

**形態観察（1）**では、立位での正面、背面、側面の観察ポイントを紹介しましたが、ここでは、仰臥位、伏臥位の観察ポイントを紹介します。

操体法は日常生活の中で簡単にできる歪み対処法であり、健康の維持、回復や健康増進に適しています。

## (1) 仰臥位、伏臥位（頭側と両側面）からの見方（図1〜4）

①両側面の左右比較

図1

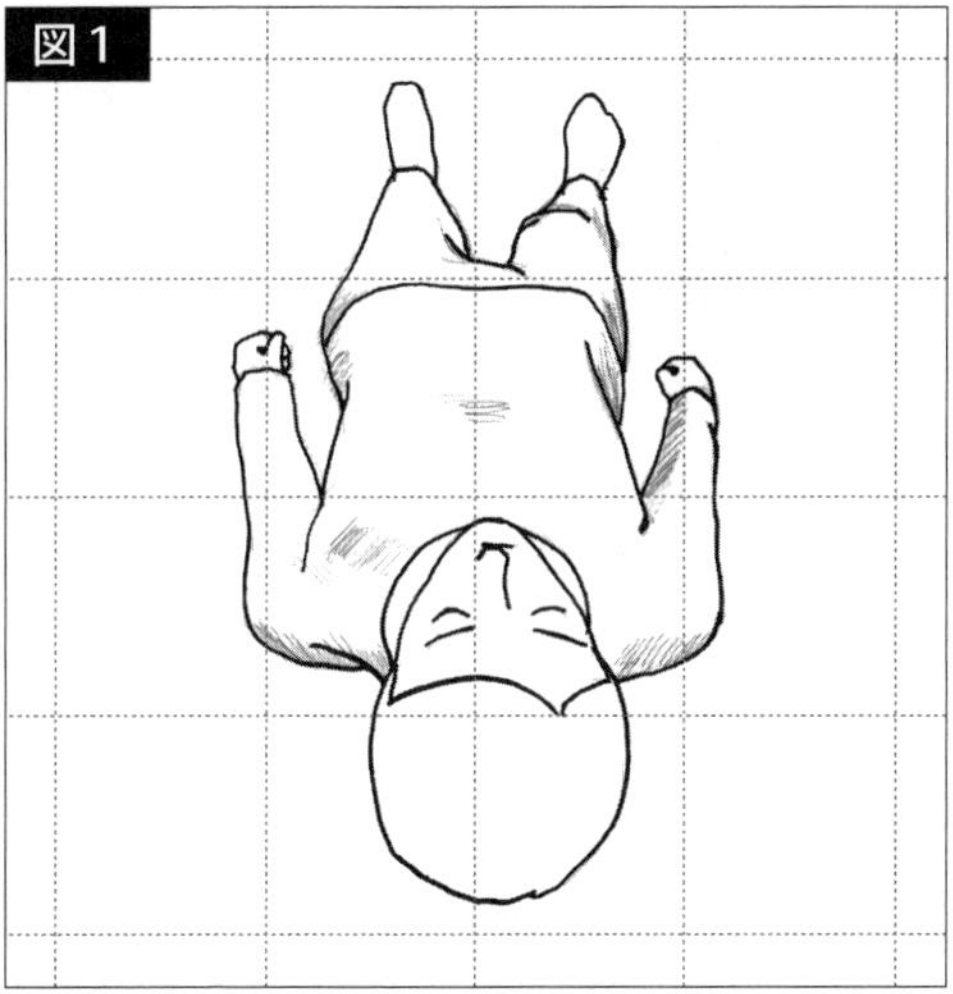

図2

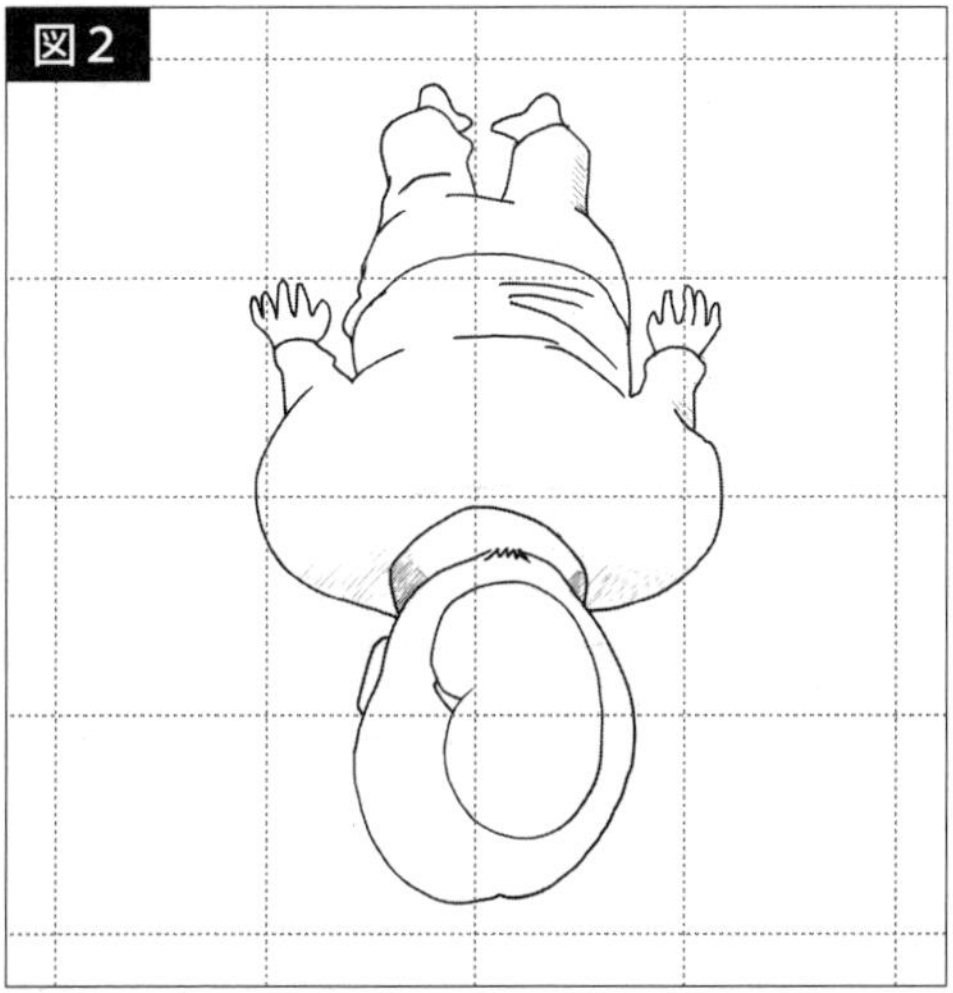

②首のねじれと傾き
③胸部の左右差
④腸骨の左右差
⑤脊柱のねじれと湾曲
⑥腰背筋の隆起
⑦臀筋の隆起
⑧肌の色とツヤ

**チェックポイント**

○左右の足の角度が60度になっていますか？（図1）
足の角度が外側に倒れていませんか？足の角度が内側に倒れていませんか？

○左右の脚の長さは、内くるぶしの位置で比べます（図5）。
脚長差の計測の場合、上前腸骨棘の直

図3

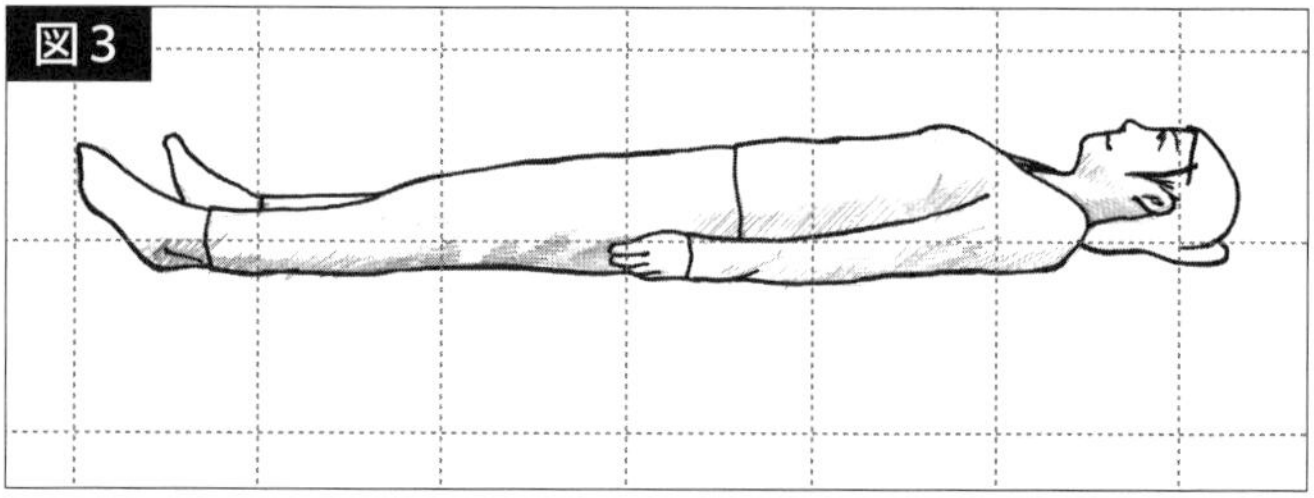

図4

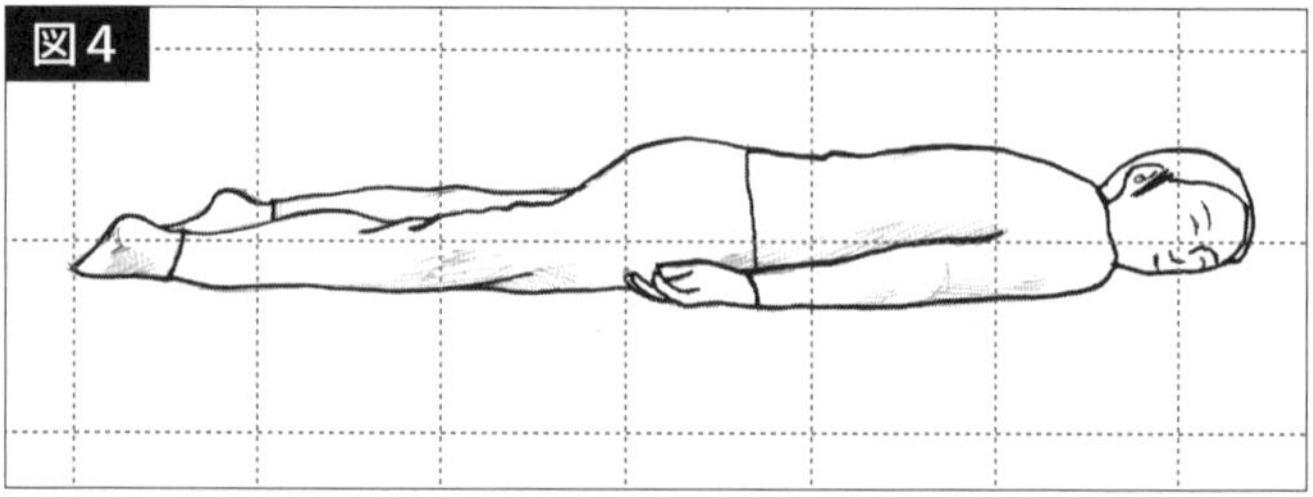

下の陥凹部から足関節内果まで測定します。

**アドバイス**

**[仰臥位での姿勢のとり方]**

あお向けになって、全身をリラックスし、背すじ、両足、両手を自然に伸ばす。そのとき、両足のかかとの間を5〜20㎝くらい開けます(図5)。

**[伏臥位での姿勢のとり方]**

うつ伏せで全身をリラックスし、楽に寝てください。顔は楽なほう(左右どちらでも)を向いてください(図6)。

### (2)仰臥位、伏臥位(足元)からの見方(図5、6)

①真っ直ぐな形態となっているか
②足の健康度(魚の目、硬結、坐りダコ、指のねじれと歪曲)
③足底とかかとの開き角度
④下肢の左右足長差とねじれと歪曲
⑤膝窩の左右差

⑥膝頭の向き方と左右差
⑦足首のねじれ
⑧肌の色とツヤ

図5

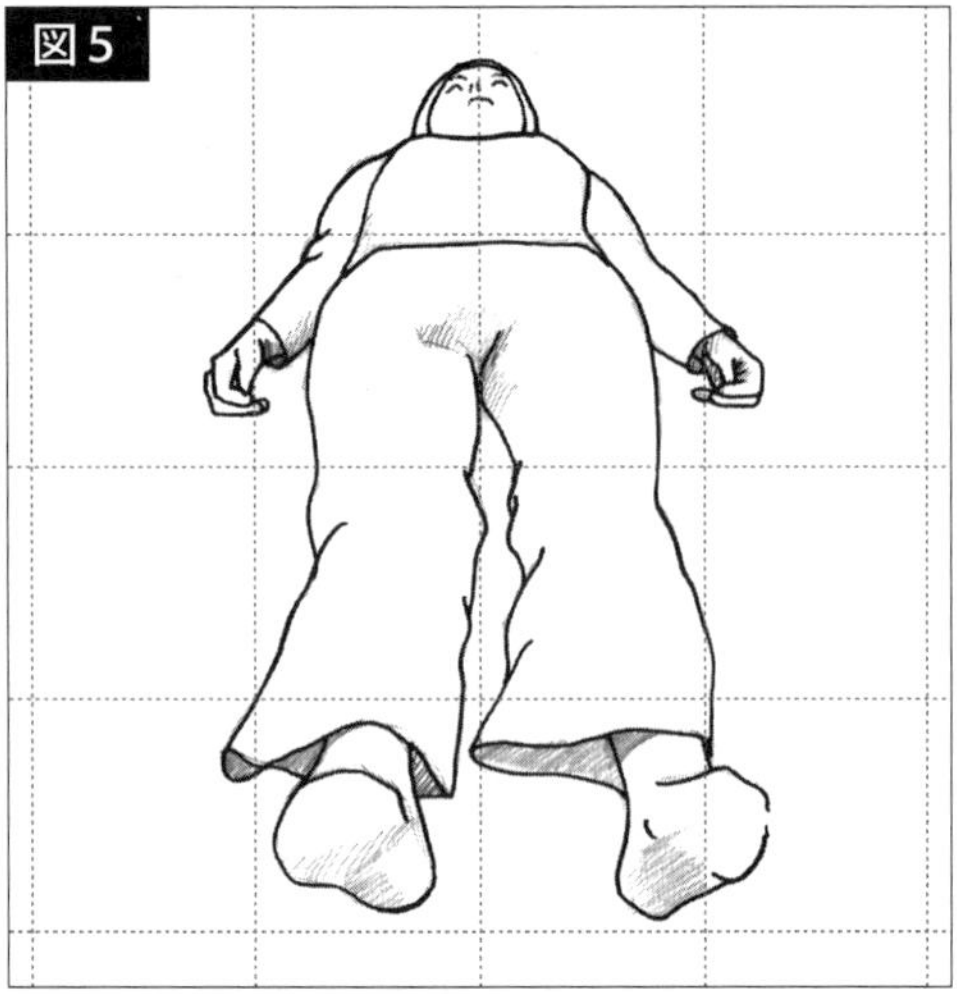

図6

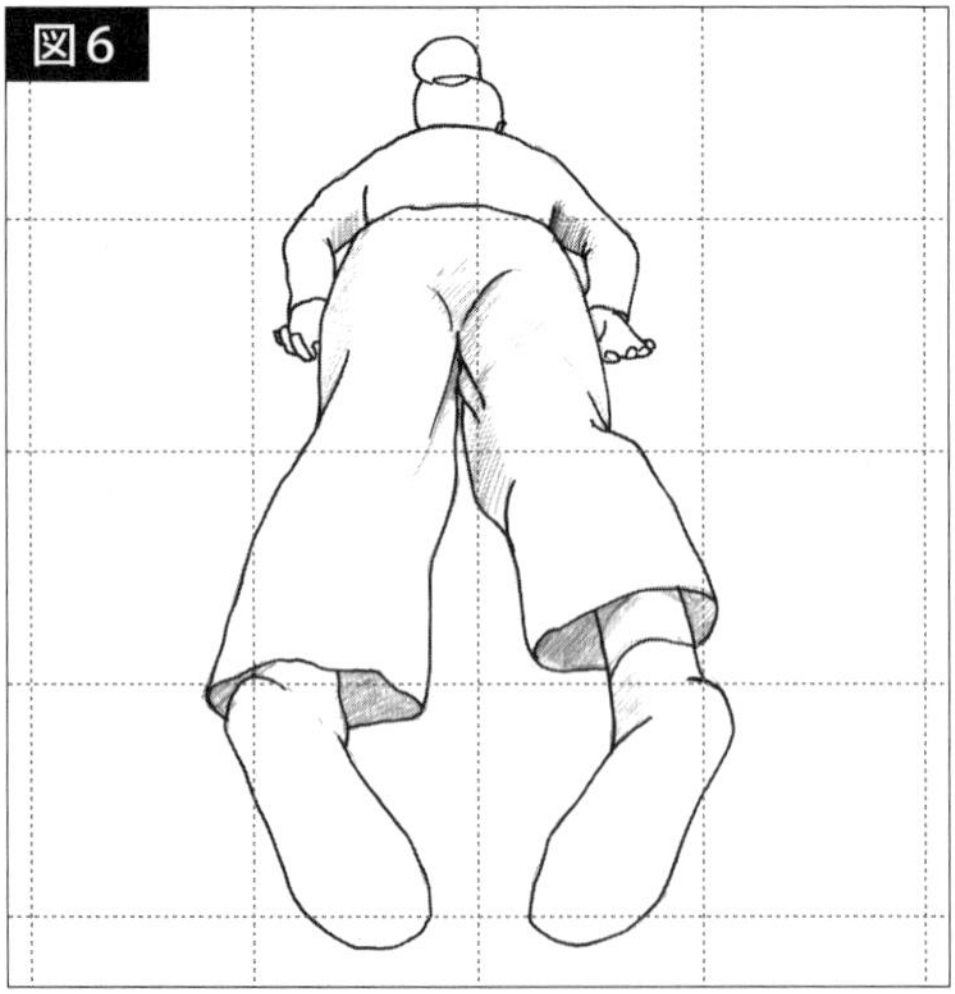

**チェックポイント**

○顔を左右別々の方向に向けたとき、肩や背中に変化はありませんか？（図6）

形態観察
3

# 椅座位での正面、背面、側面、正座での観察ポイント

なぜ、からだの歪みはよくないでしょうか?

操体法では、からだの歪みのとらえかたとして、100点満点でなくても60点位であれば、日常の生活に充分間に合うと考えています。

操体法では、からだが歪めば、形態学的（外からみた歪み）に姿勢に表れ、局所・部分的には、筋肉などが硬結、弛緩などを起こし、体表面の温度などが変わります。

操体法の歪みの診断（形態学的診断）として、視診（目でからだを診ること）・触診で（手でからだを触れて診ること）、骨格の配列の異常変化や、筋肉の緊張や異常の変化を探します。動診（運動分析診断・からだを動かして快・不快を判別する感覚）で心地よく動く方向を知ります。

からだのバランスの崩れ、からだの歪みが起こることで、痛みや不快な症状が現れます。

痛みや不快な症状は、からだの歪みを知らせるサインです。

**形態観察1、2**と立位・仰臥位、伏臥位での観察ポイントを紹介しましたが、ここでは、座位での正面、背面、側面、正座での観察ポイントを紹介します。

＊座位での正面、背面、側面の観察ポイントは、立位での正面、背面、側面の観察ポイントと重複しますが、ポイントを記載します。

操体法は、歪みによってくずれる心身のバランスを、回復しやすい状態にします。人間が持つ回復力（自然治癒力）を高め、心身の健康が保てるよう、ぜひ日頃の生活に操体法を取り入れてみてください。

## （1）椅座位の姿勢・正面からの見方（図1）

①首のねじれと傾き
②肩の左右高低差とねじれ
③腕のねじれと、歪曲・手首のねじれ
④乳頭位置の左右差と高低差
⑤胸筋と腹筋の緊張とシコリ
⑥腸骨のねじれと左右高低差

⑦膝頭の向き方と前後差
⑧爪先の向き方
⑨全身的なねじれと傾き
⑩椅座位での脚の組み方
⑪肌の色とツヤ

図1

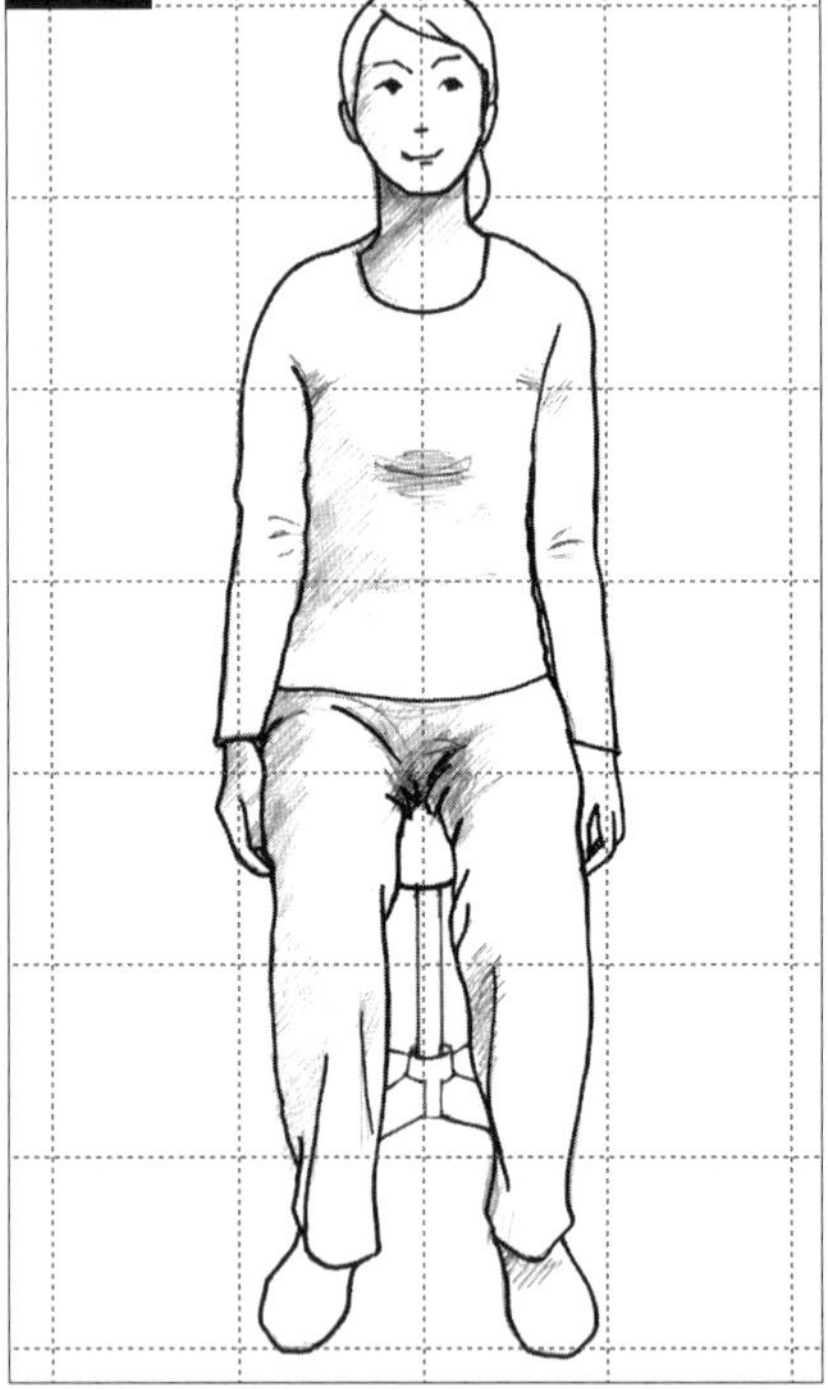

## (2) 椅座位の姿勢・背面からの見方(図2)

①首のねじれや傾き、うなじの波
②左右肩甲骨の隆起と高低差
③脊柱のねじれと湾曲
④背筋の隆起、緊張とシコリ

図2

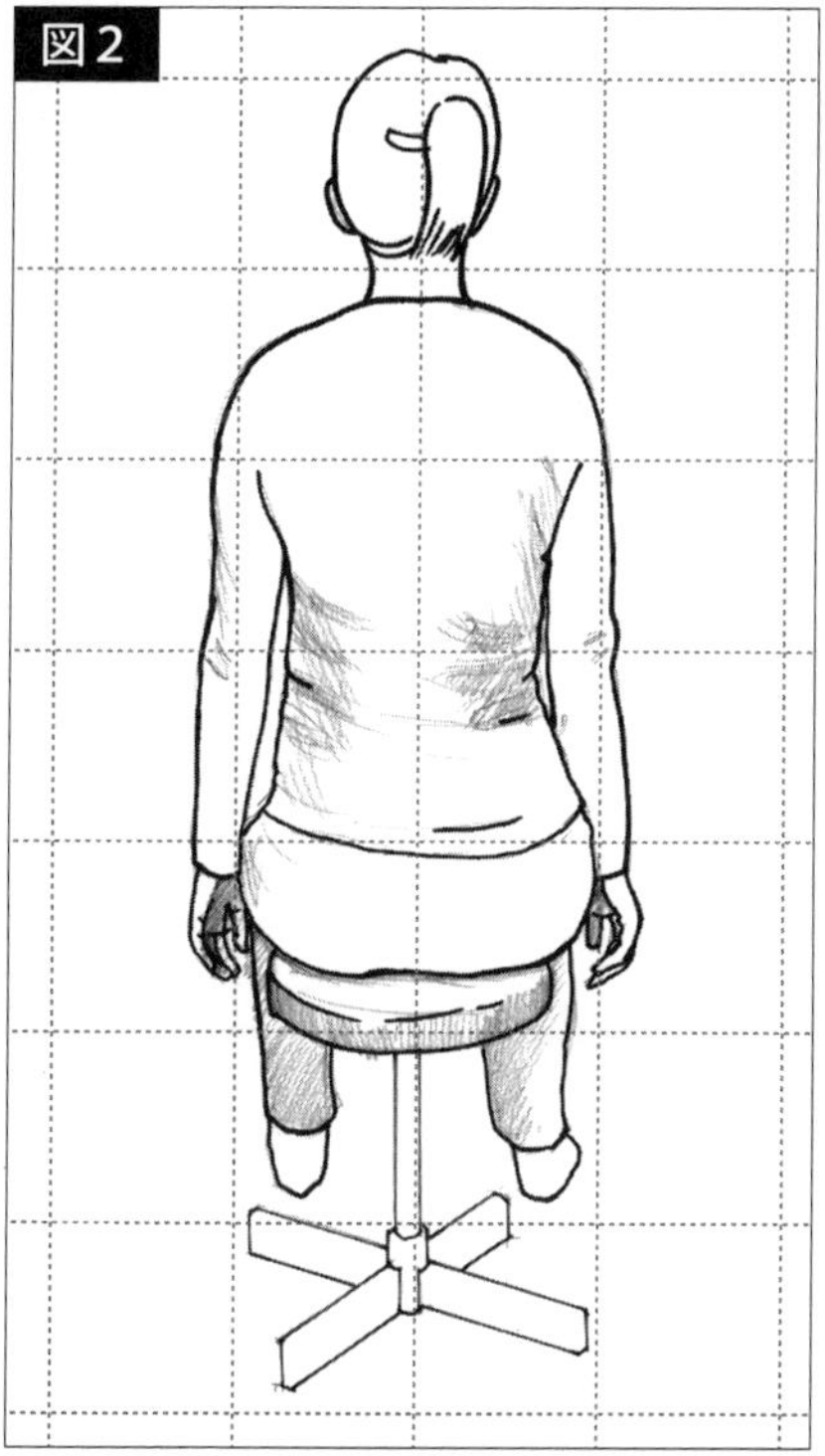

⑤腕のねじれと歪曲・手首のねじれ、体幹との間隔差
⑥肘の左右高低差と向き方
⑦臀筋の左右差
⑧脚形態の左右差
⑨かかと位置の左右差
⑩大腿部の開き方
⑪脊柱の生理的湾曲度
⑫肌の色とツヤ

### (3) 椅座位の姿勢・側面からの見方(図3)

①頭部の比較
②肩の左右差
③背胸部の形態比較
④上肢のねじれ、指先のねじれ・向き方
⑤下腹部の形状
⑥肌の色とツヤ

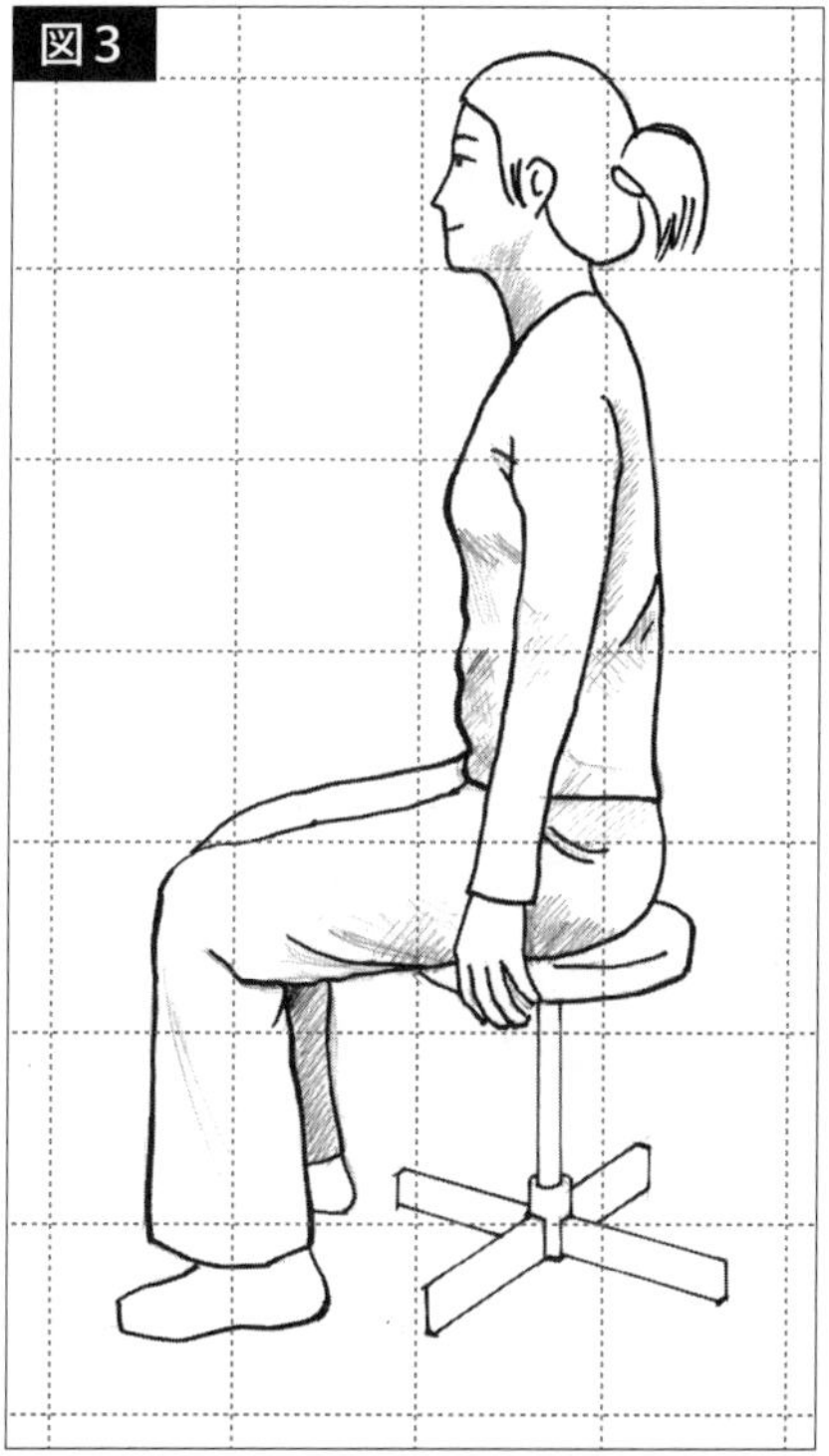


## (4)正座の姿勢のとり方(図4、5)

あごを引き、肩の力を抜き、背すじを真っ直ぐに伸ばします。左右の両母指が軽くふれる位で、土ふまずにお尻がスッポリとおさまりスキ間に指が入らない状態です。

両母指が軽くふれるくらいといっても、土踏まずとお尻の間に手がすっぽりと入るようでは身体に異常があります。

図4

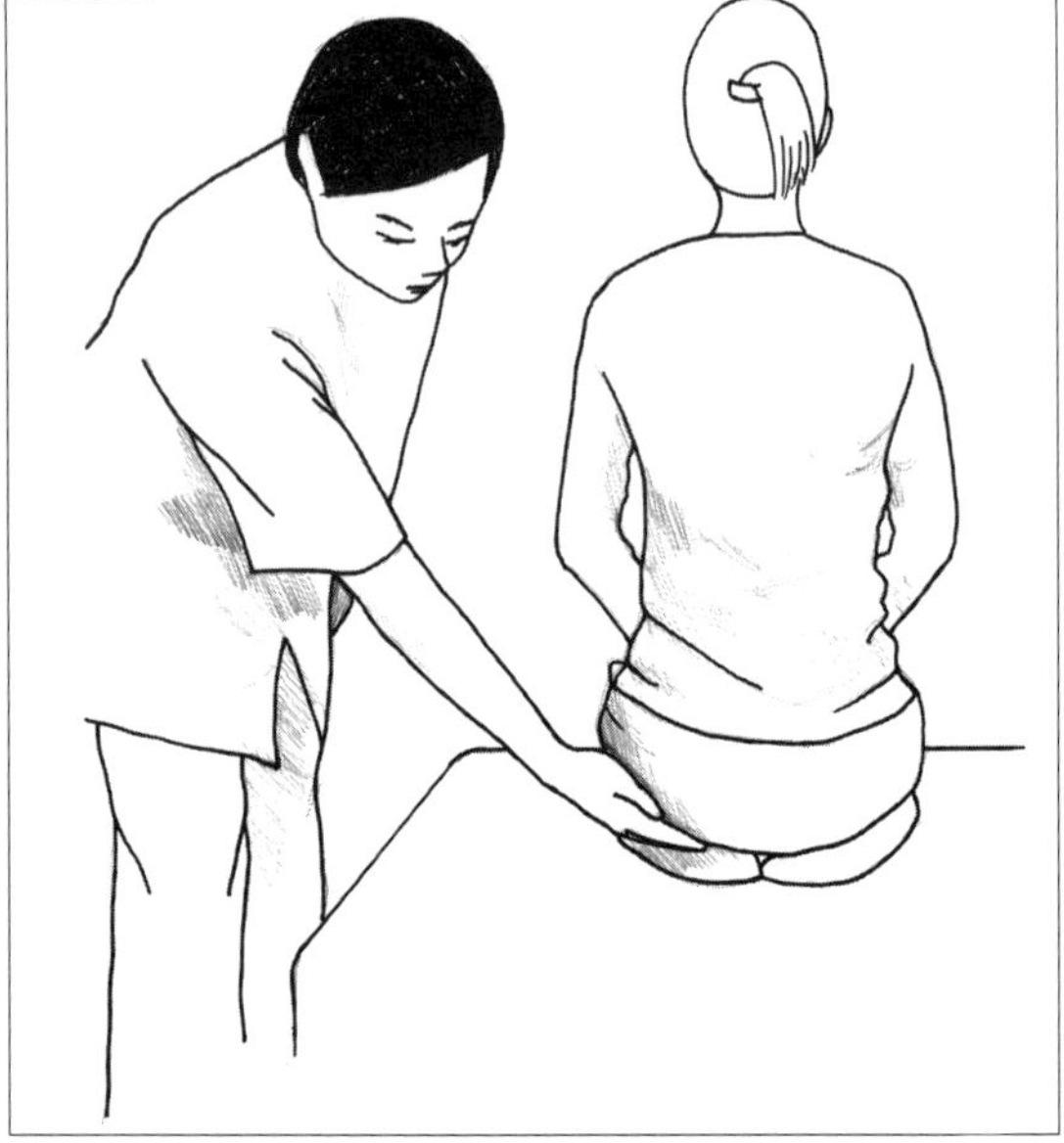

図5

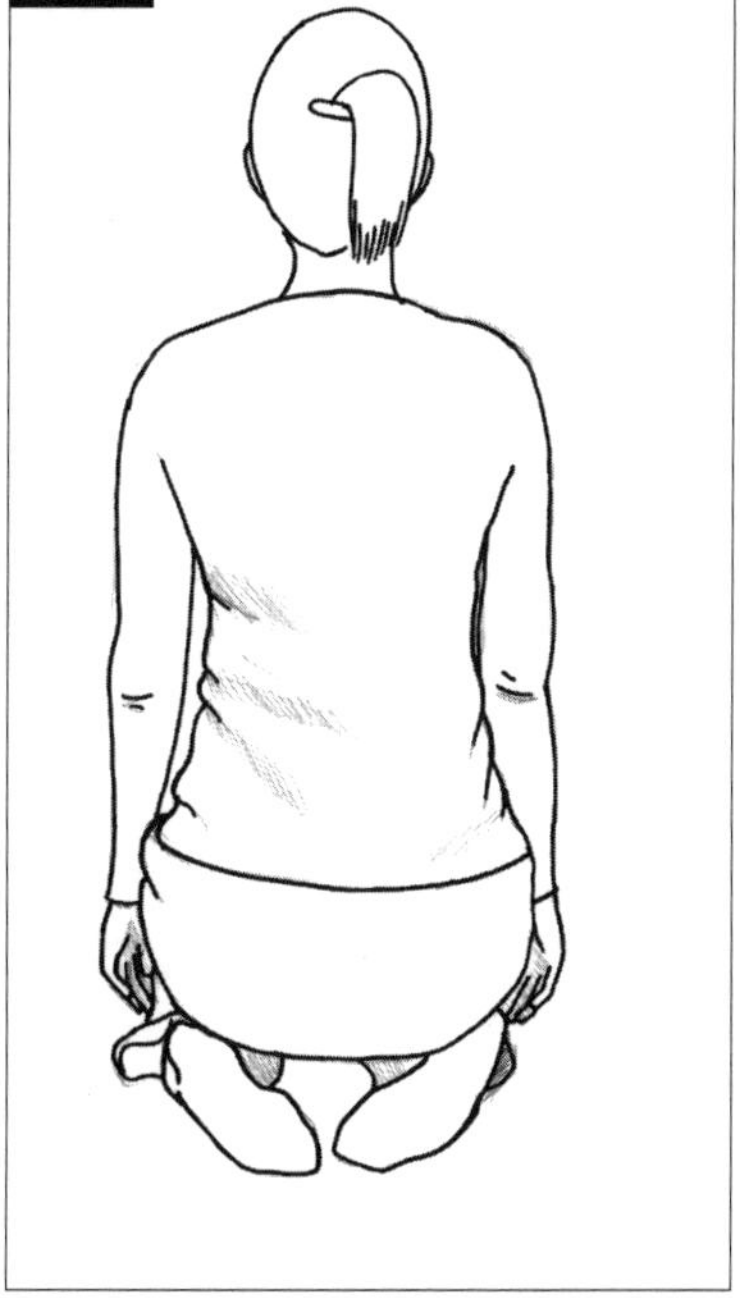

# 3

# 操体法の実践

## 操体法の用語解説

操体法の操法を説明する上において、操体法独自の用語があります。からだの動きには、からだの部位・運動名を説明する場合に、同じ字句・用語を繰返し使わなければ操体操法の解説ができません。

「誰にでもわかる操体法」では、操体操法の解説をする場合、統一用語を決めておきます。操体法による動診と操法について、『操体法写真解説集』より転載・加筆し掲載します。

〈用語の解説〉

- 本人：操体法を受ける人
- 操者：操体法を行う人
- 自力：本人が自分で動くこと（動かす力もいう）
- 他力：操者から動かされること（動かす力もいう）
- 姿勢：からだからできるかぎり力を抜く。からだの〝動き〟は、動かしにくい方（不快）を動きやすく（快）するため

- 快の動作：動かして（動いてみて）、動かしやすい・動きやすいことと、動かしても重苦しい・痛いといった感じにならないこと
- 不快の動作：動かして（動いてみて）、動かしにくい・動きにくいことと、動かすとスムーズ（円滑）でない・痛いといった感じになること
（快・不快、これを比較して、その感じのちがいを感覚差・違和感ともいう）
- 動診：軽くゆっくりとからだを動かして、動きやすいか、動きにくいかを調べること（運動分析ともいう）。急速に動いたり、力んで行っては、感覚的に確かめにくい
- 自力動診：動診を自力で行った場合
- 他力動診：動診を他力で行った場合
- 快の方向へ：ゆっくりフワーと快適な方向へ体全体で動く（慣れたら、ユックリと息を吐きながら動く）
- 抵抗：動きに軽く抵抗する程度。動きを支え助けるもの、快適さを引きだすもの
- 静止・ための間：気持ちよくできるところまで動き、動かす力はそのままで、動きだけを止めること
- 息を吐きながら動く：息を吐きながらからだを動かすと、動きが感覚的にコントロールされ安定する

・ゆっくり動く：水面下に入れた手を動かしても波が立たない程度の速さ。感覚を確かめるには、ゆっくり動かなくてはならない。
・快適な位置：本人の動きで快と感じる範囲
・瞬間脱力：ためている全身の力を一気にストンと抜いて脱力する
・圧痛：指・手掌で軽く押すと痛みがあること
・緊張（コリ）：筋肉などが周辺よりも硬くなっており、その面積がやや広いもの
・硬結（シコリ）：コリよりも面積が小さいもの（かろうじて指先に感じる範囲から、ウズラのタマゴ大ぐらい）

〈操体法のやり方〉
●姿勢…肩の力を抜き、ゆったり、リラックスし、安定した姿勢
①動診…動いてみて、快・不快を確かめる
②快の方向へ…快適な方向へ力をいれずしなやかに動く（慣れたら、ユックリと息をはきながら動く）
③静止・ための間…気持ちよくできるところまで動き、3～5秒間、そのまま力をためて動作を止める

④瞬間脱力…全身の力を一気にストンと抜いて脱力する
⑤一休み・脱力の間…脱力したまま一呼吸し3～5秒間休む。心地よい脱力感を味わう
⑥反復…2～3回繰り返す
⑦再び動診…再び最初の動診と同じように行い、動きや感覚、症状に変化があるか確かめる

# Lesson 1

## 姿勢を正中線に整える操体法

### からだの異常緊張を解く

**操法**

本人（操体法を受ける人）はリラックスした姿勢で仰臥位になり、足はそろえないで、腰幅か肩幅に拡げます。

腕は両側に自然に置くか、両手を軽くお腹の上に置いても良いです（図1）。

操者（操体法を行う人）は、本人の足の方に位置し、本人の左右の足首を手で軽く支えます。

本人は肩・肘・踵を支持点として、身体

図1

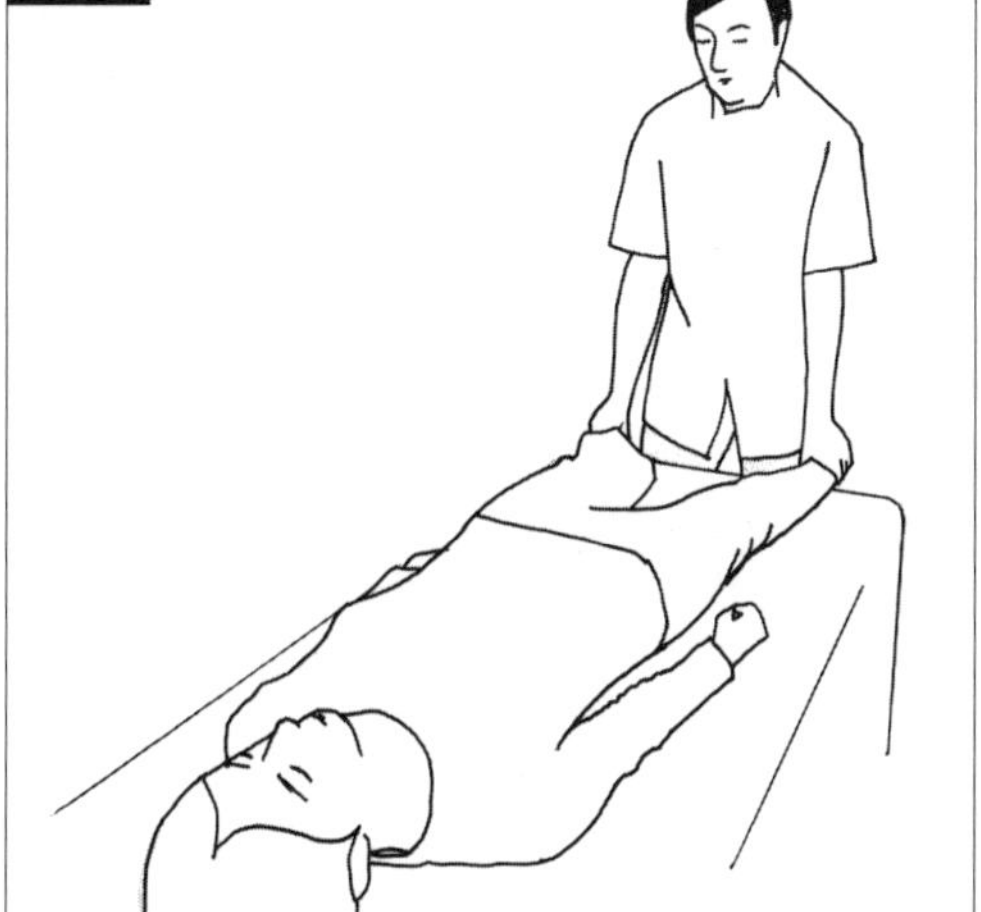

を反らせるように腰を浮かせます(図2)。

そのままの姿勢を3~5秒たわめた後に、からだの力を一気に抜いて尻をストンと落とします。

脱力後、3~5秒そのまま、呼吸を整えます。

これを、3~5回繰り返します。

この動きはからだの異常緊張を解くことを含めていくつもの目的があり重要です。

図2

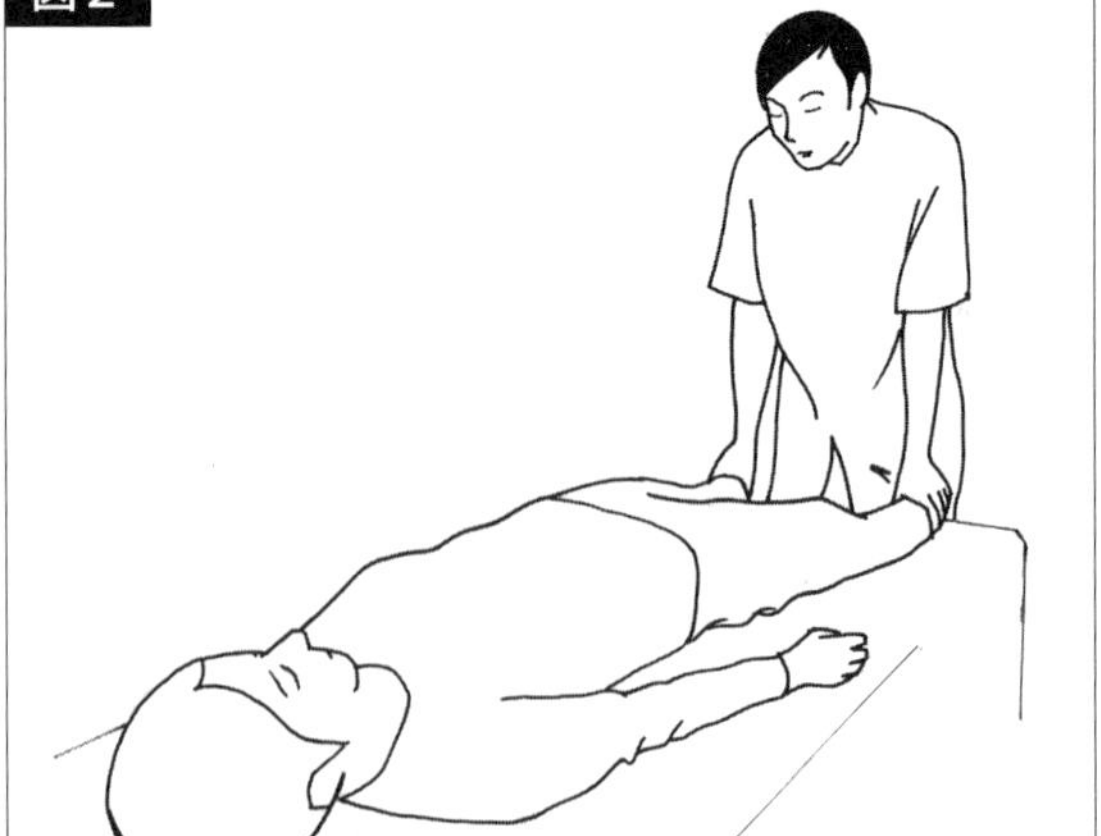

## この動作を行う際の要点

(イ)本人のからだから余分な力を抜かせます。
(ロ)本人の姿勢をできる限り自然な状態でまっすぐにさせます。
(ハ)本人が痛みを訴えている場合、ストンと腰を落とした際に生ずる痛みの度合い、および、腰から他のからだ部位への痛みの走り方を調べます。
（ニ）本人自身に〝この程度のことはできる〟という自信を持たせます。

**アドバイス**

この動きはからだの異常緊張を解きます。
腰を浮かし、ストンと落とすことで脊柱の歪みを調整します。
腹式呼吸になりやすいので、胸式呼吸をしている人や肩こりの人にはお薦めです。

＊腰を浮かした時、痛み、ツッパリ感がある時は動かしません。

Lesson
2

# 左右脚交互の持ち上げ（下肢伸展挙上）の運動分析と操体法

## 股関節痛と腰痛の消去

**動診**

本人（操体法を受ける人）はリラックスした姿勢で仰臥位になり、足はそろえないで、腰幅か肩幅に拡げます。

腕は両側に自然に置くか、両手を軽くお腹の上に置きます。

操者（操体法を行う人）は、本人の足の方に位置します。

右脚または左脚を伸ばしたまま交互に持ち上げ、快・不快の左右差を調べます

図1

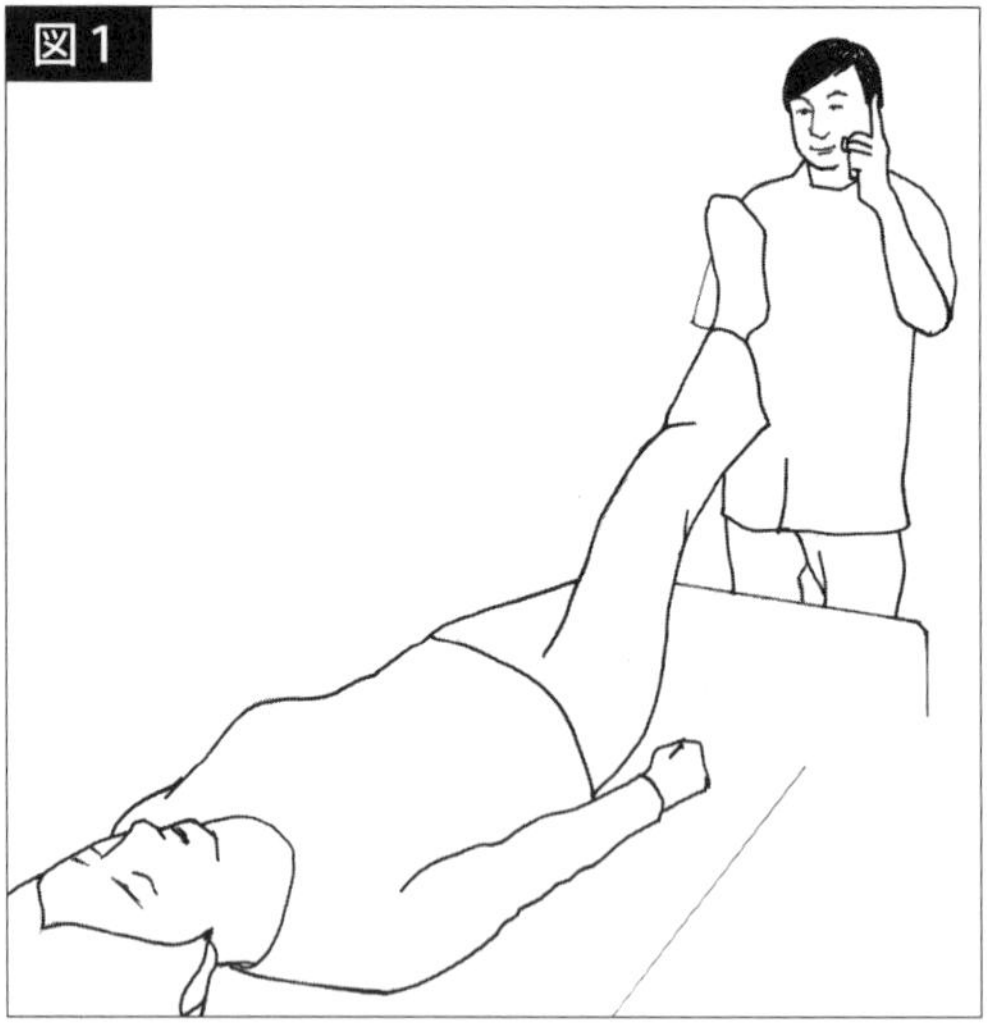

（運動分析・動診）（図1）。

**操法**

挙上に不快のある時は、若干の抵抗を与えながら下げさせます。

例として、左脚の持ち上げが不快、右脚の持ち上げを快とします。

本人は、左脚を持ち上げ、そこから下へおろします。操者は本人の持ち上げた脚のかかとに手をあてて、おろそうとする本人の動きに対して抵抗を与えます。

操者は、本人の右膝を軽く押さえます（図2）。

適当な位置で両者の力を3〜5秒ためた後、本人に脱力させます。これを2〜3回繰り返します。挙上に不快感のある

図2

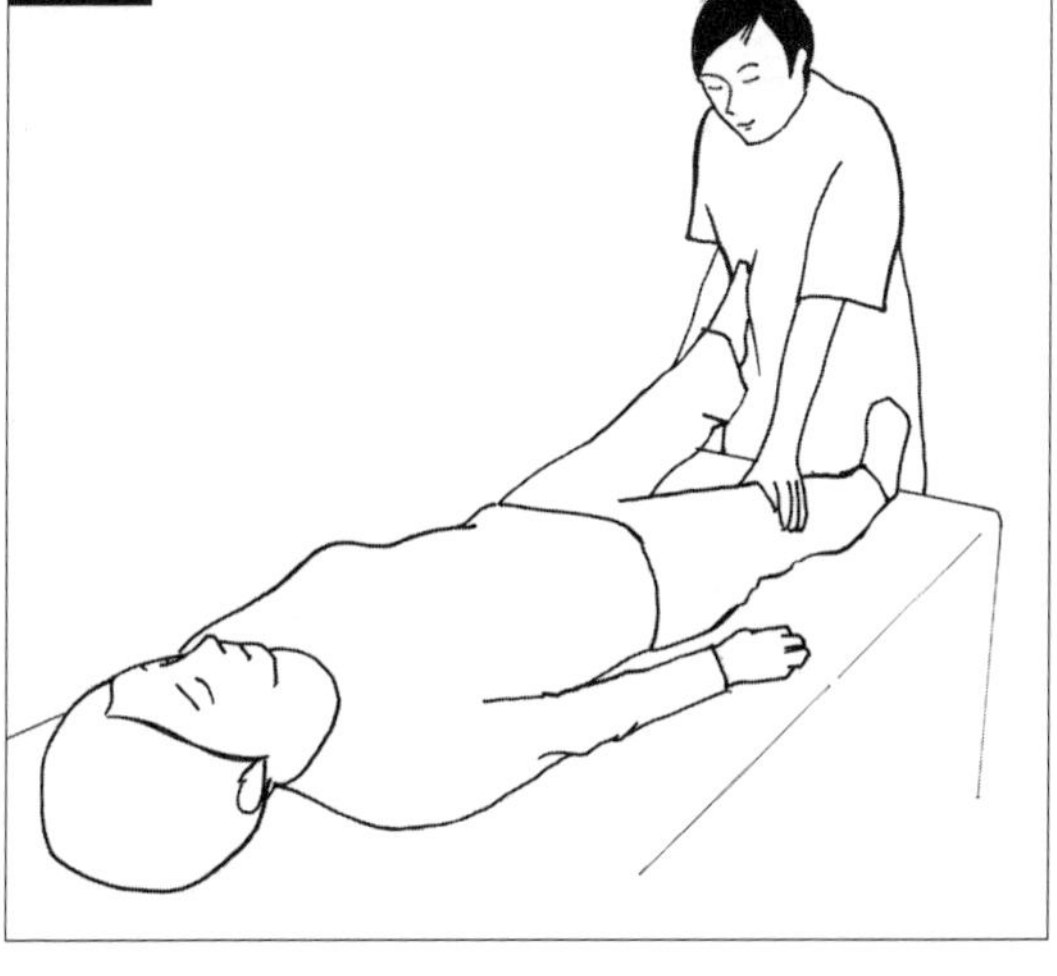

方は、若干の抵抗を与えながら下げさせます。

からだの異常緊張を解く目的も含みます。

**アドバイス**
はじめに持ち上げる位置（高さ）は、自由に変化させて行うことができます。
例えば、あるところまで持ち上げると苦痛を伴うような場合は、その直前まで持ち上げて、そこからおろすようにすると効果的です。

〈参考〉

この操法は、下肢伸展挙上テストとは目的が異なります。

下肢伸展挙上テスト：ＳＬＲ（straight leg raising test）

仰臥位で膝関節を伸展させ、下肢を他動的に挙上させて愁訴の誘発をみるテストです。

正常では左右差があまりなく、70度～90度まで疼痛なしに挙上可能です。

陽性例では70度以下の角度で疼痛により挙上困難となります（多くは下腿までの坐骨神経に沿った疼痛を生じますが、腰部・殿部や大腿後面の疼痛のこともあります）。

# Lesson 3

# 膝の左右交互圧迫による運動分析と操体法

## 股関節痛の消去

**動診**

本人（操体法を受ける人）はリラックスした姿勢で仰臥位になり、足はそろえないで、腰幅か肩幅に拡げます。

腕は両側に自然に置くか、両手を軽くお腹の上に置いても良いです。

操者（操体法を行う人）は、本人の足の方に位置します。

操者は、本人の左右の膝頭を上から左右交互に押し（圧迫し）、快・不快の左右

図1

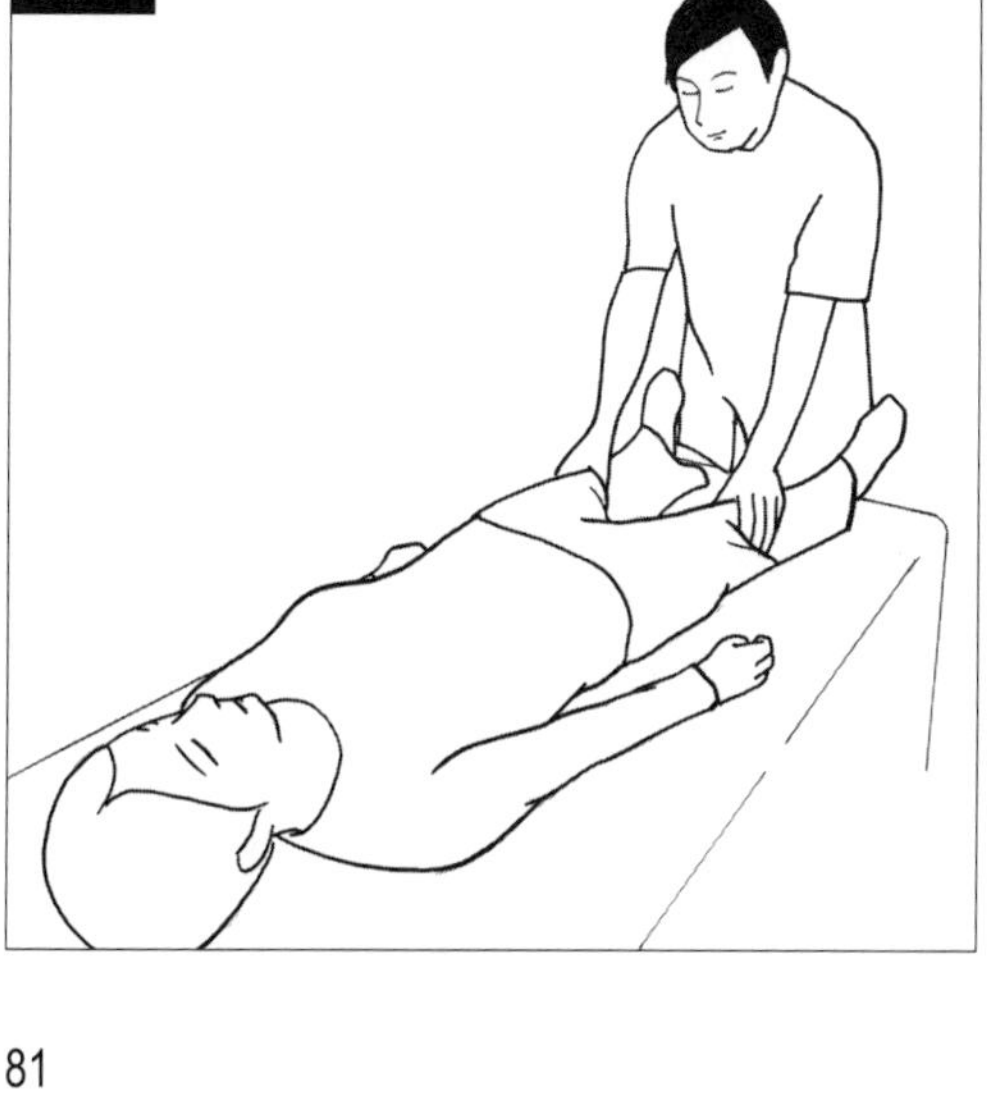

差を調べます（運動分析・動診）（図1）。

**操法**

例として、右膝が圧迫で不快、左膝が快とします。

本人は、圧迫で不快を感じる時は、両脚を伸ばした姿勢から圧迫で不快を感じる右膝を曲げて持ち上げます。

操者は、本人の右膝に左手をあてて、本人の動きに対して抵抗を与えます。右手は左膝に軽く手をあてて支えます。快適な位置で力を3～5秒ためた後、本人が脱力します。これを2～3回繰り返します（図2）。

もう一つの方法として、操者は、本人の右脚の膝に右手をあて、右足首に左手

図2

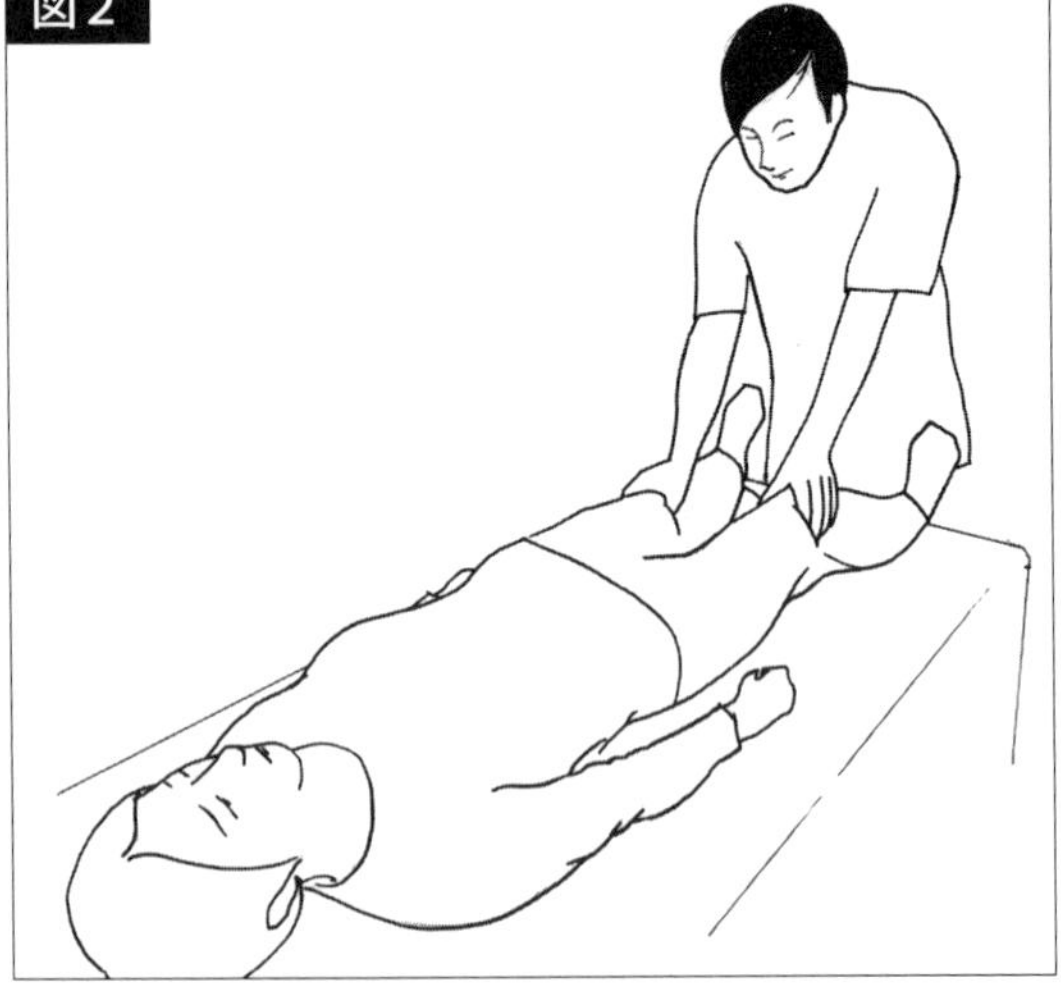

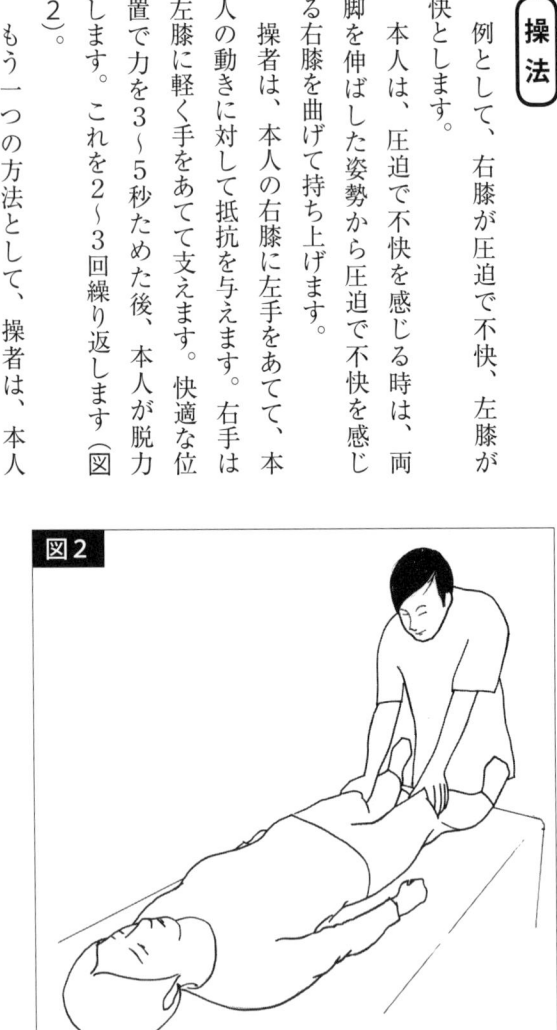

をあてて支え、本人の動きに対して抵抗を与えます。快適な位置で力を3〜5秒ためた後、本人が脱力します。これを2〜3回繰り返します（図3）（図4）。

軽く押されて（圧迫）快と感じる時は、本人は膝を少し曲げて立てます。足を床につけた

図3

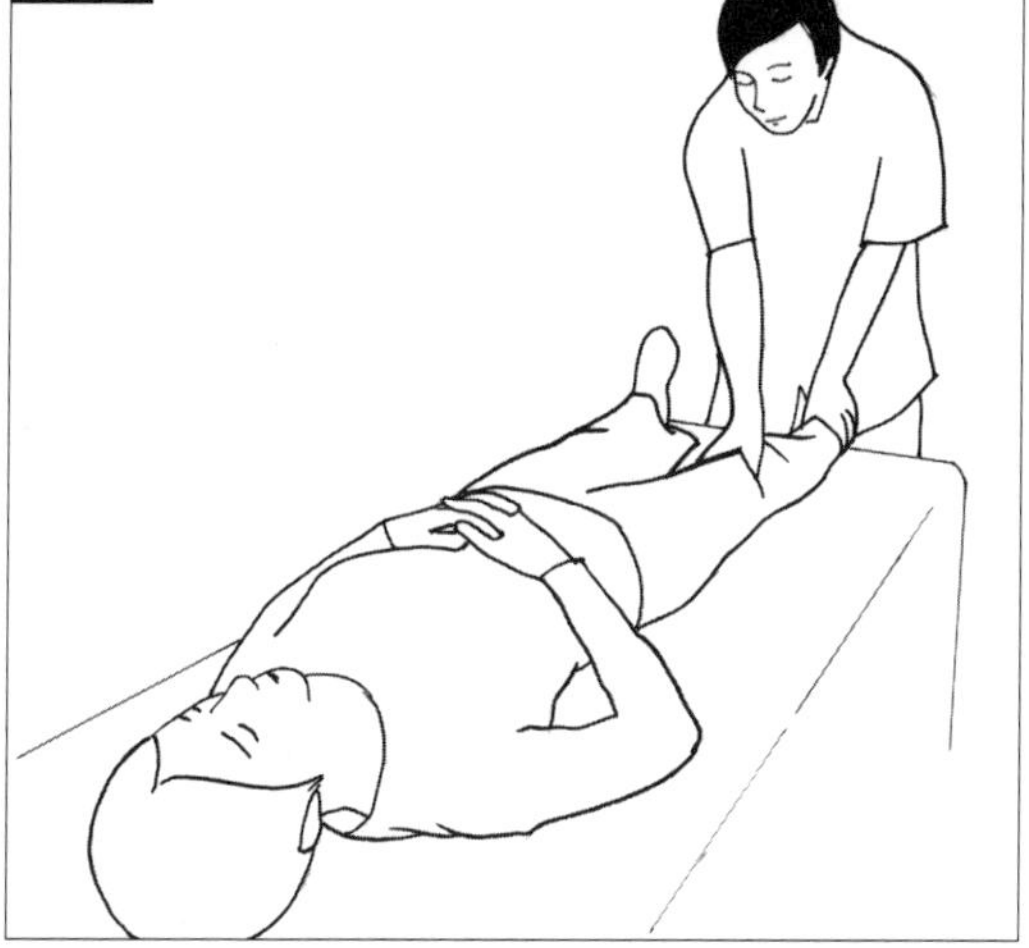

図4

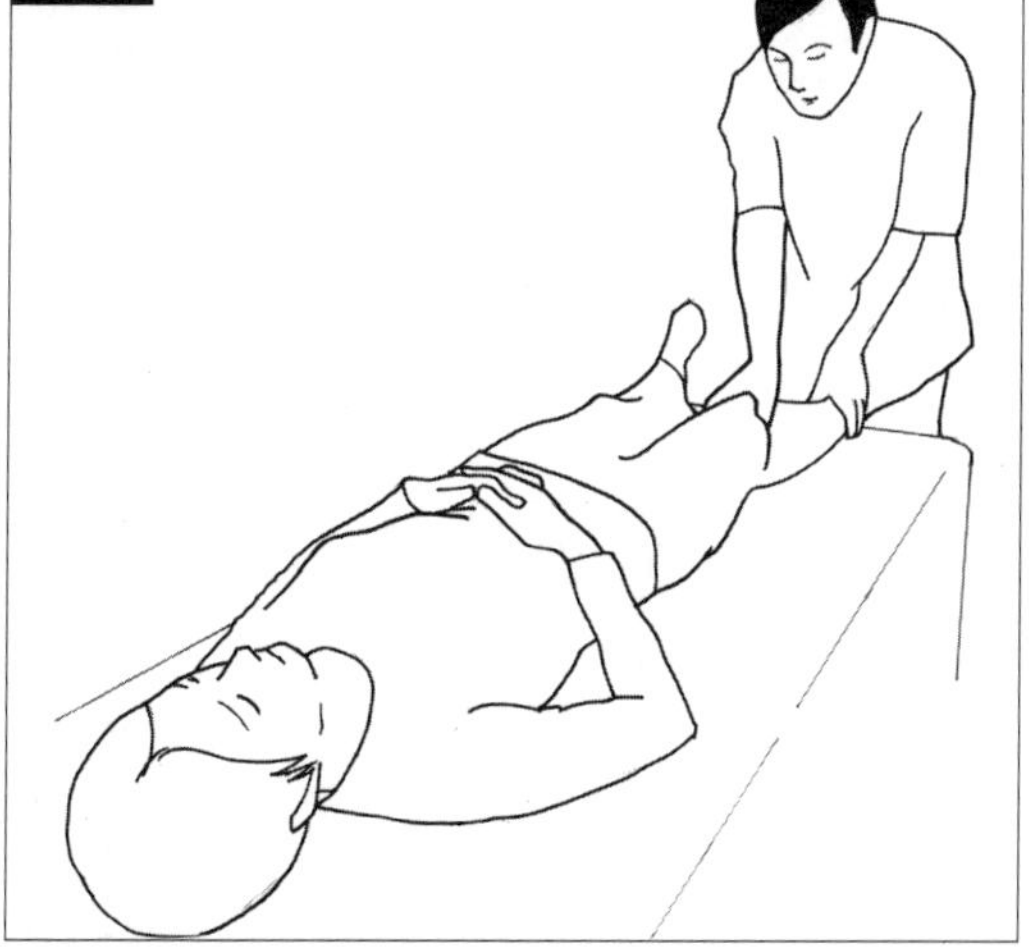

まま脚を伸ばし膝をおろします。操者は本人の膝の裏に手をあて、もう片方の手は足首に手をあてて支えます。本人の動きに対して軽く抵抗を与えます。快適な位置で力を3～5秒ためた後、本人が脱力します。これを2～3回繰り返します。

## アドバイス

膝に問題のある人は、左右の膝の高さや膝の開き具合が違っていたりします。

膝を持ち上げる角度は、無理がかからないように変化させて行うことができます。また、膝を伸ばす目安は、膝が床から5～15㎝上がったあたりが動きやすく効果的です。

## Lesson 4

# 膝窩の異常緊張・圧痛を調べる触診方法と操体法

## 下肢のだるさ・重苦しさ、腰痛・だるさの消去

**動診**

本人はリラックスした姿勢で仰臥位になり、足はそろえないで、腰幅か肩幅に拡げます。

腕は両側に自然におくか、両手を軽くお腹の上におきます。

操者は、本人の足の方に位置します。

両膝を90度~100度くらいに軽く曲げて立て、膝頭はそろえたままで両足裏を腰幅ぐらいに開いて床につけます。

図1

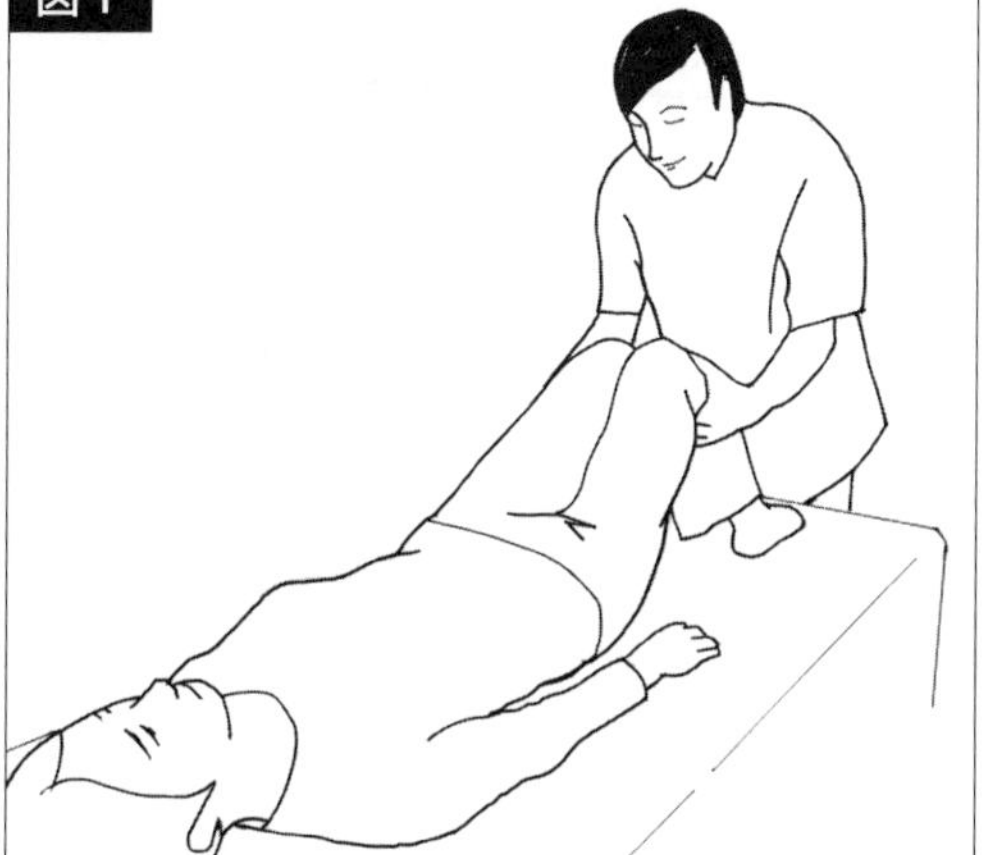

膝の裏側（ひかがみ）を探ると圧痛のある筋緊張にふれることがあります（註）。（図1）

（註）膝窩の圧痛・硬結を伴う緊張を調べる触診（膝の裏の痛み（膝窩痛）を見つける）。膝窩の圧痛はほとんどの人に見受けられます。

## 操法

操者は本人の膝の裏側（下腿上部・ひかがみ）を両手指・人差し指、または中指を外側から入れ、膝裏の緊張した筋を横断的に探り（軽く押して横にはじくように）膝窩痛を見つけます（図2・3）。

人によって痛みの程度は異なります。

片方だけに痛みのある場合は、（図4）

図2

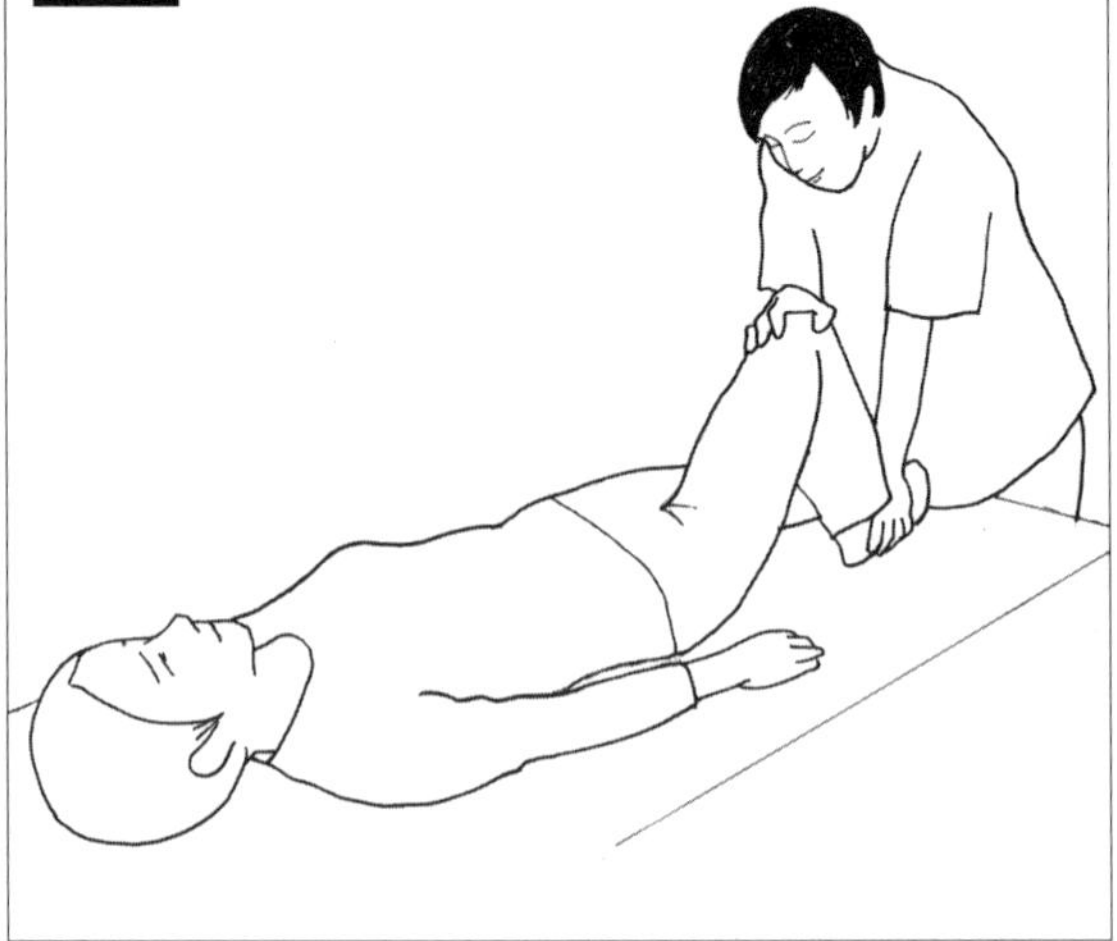

のように、片方を膝へ、別の手を足の甲にあてます。

操者は両手を本人の足背部に置き、本人はかかとを支持点にしてつま先をそりかえし、足背部を徐々に持ち上げ、持ち上げた状態を保持し、術者は若干の抵抗を与えます。

持ち上げた足先を3～5秒間ためたあと脱力させます。これを2～3回繰り返します。圧痛のある筋緊張やこりは消去します。

両手を本人の足背部に置き、本人は両足のかかとを支持点にして両つま先をそりかえし、足背部を徐々に持ち上げ、持ち上げた状態を保持し、操者は若干の抵抗を与えます。

持ち上げた足先を3～5秒間ためたあと脱力させます。これを2～3回繰り返します（図

図3

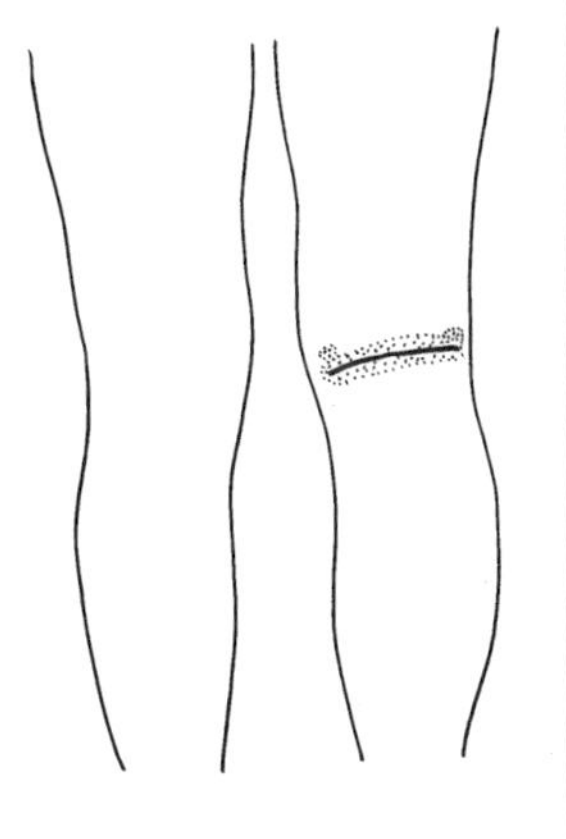

図4

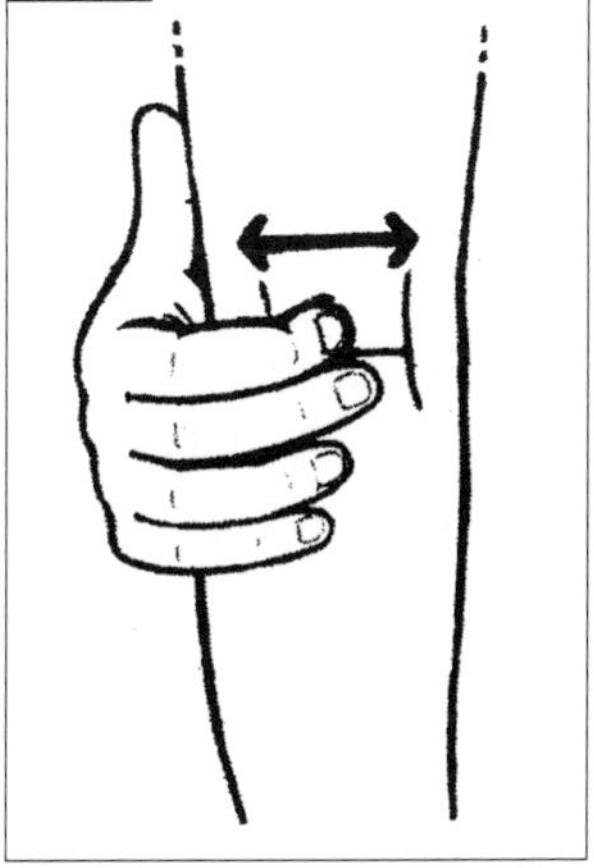

5・6）。

## アドバイス

本人は膝を立てた仰臥位の姿勢をとります。この時、本人の足裏全体が床にピッタリと着いていることを確認します（図7）。

図5

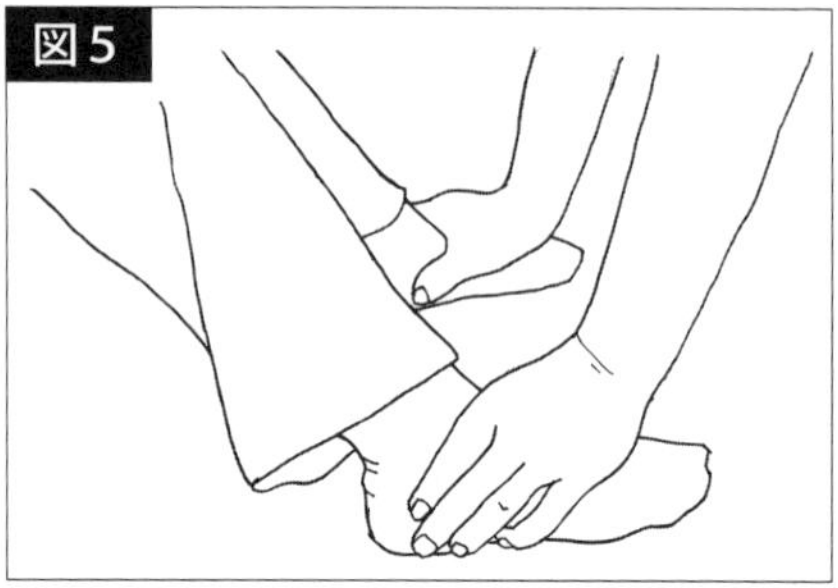

図6

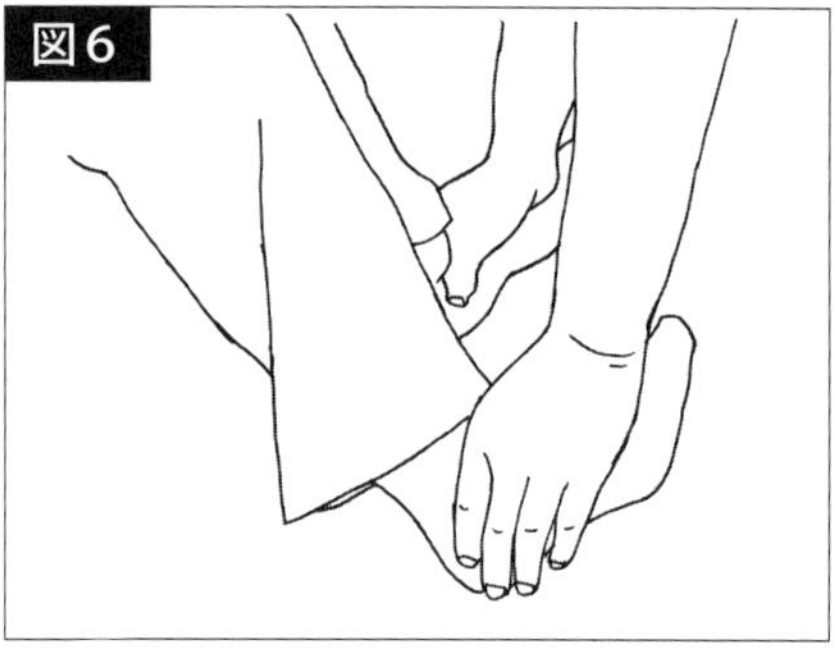

図7

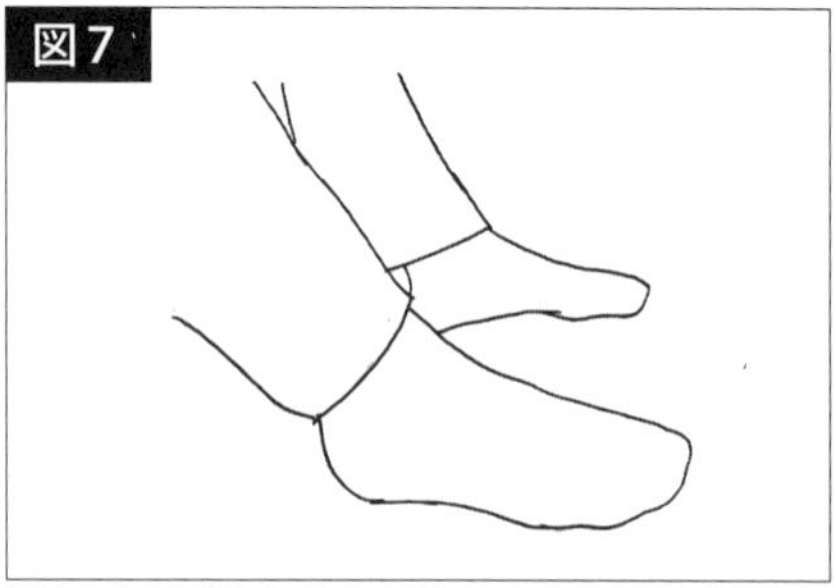

本人の足裏の角度や、足裏の着床位置を、変化させます。股関節および膝関節の角度が変化します（図8・9）。

図8

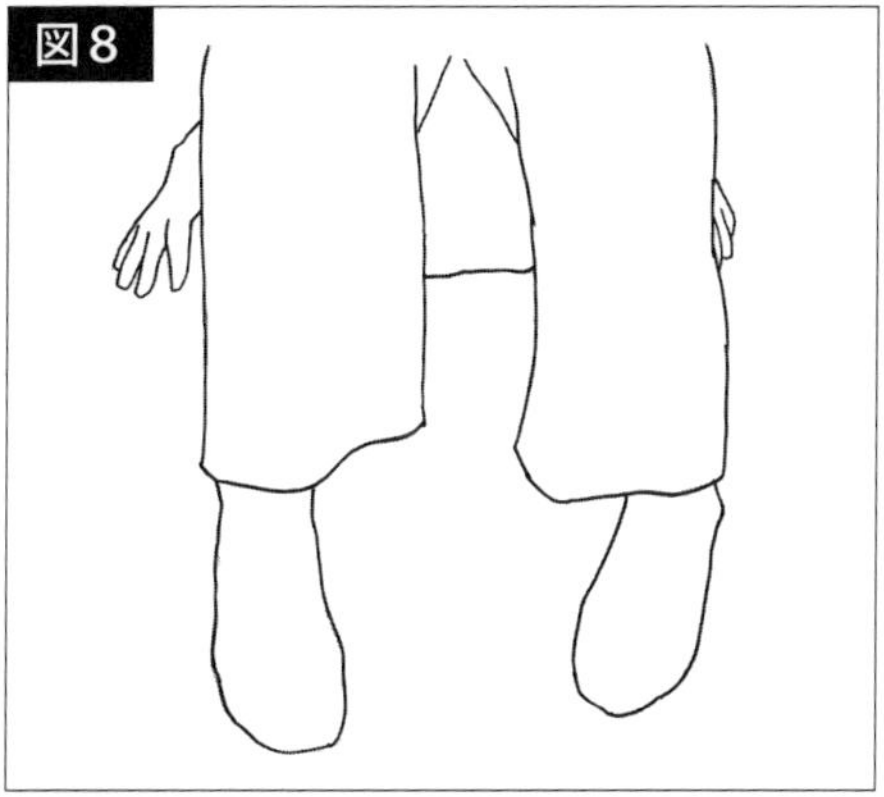

図9

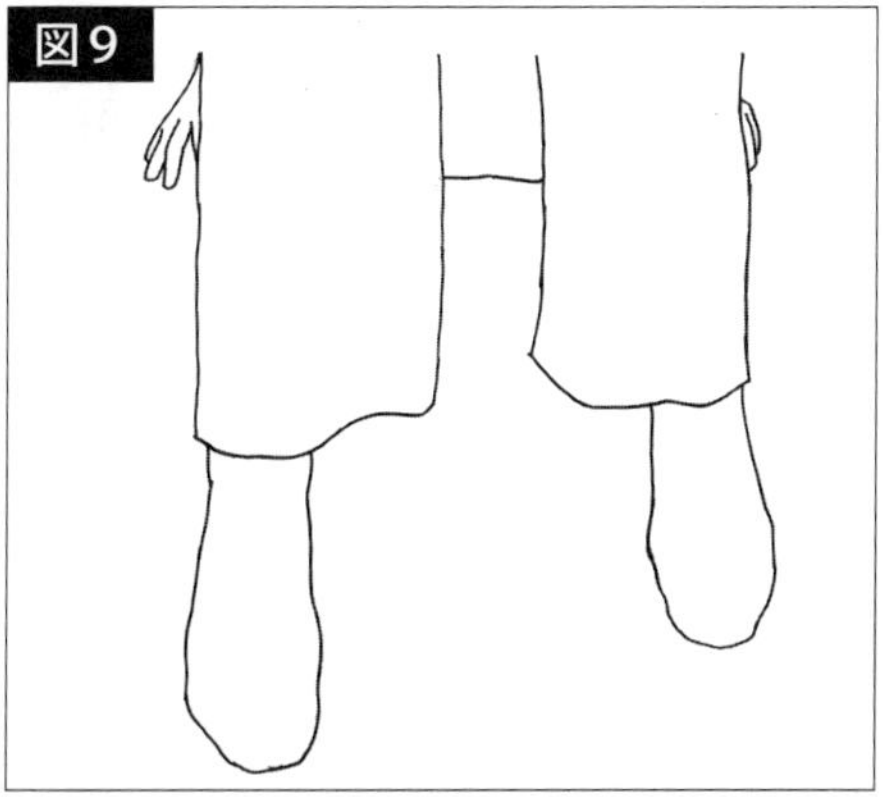

# Lesson 5

# 臀筋の異常緊張・圧痛を調べる触診と運動制限解除の操体法

## 下肢のだるさ、大腿部の異常緊張、骨盤のゆがみ、消化器症状の解消

### 動診

本人はリラックスした姿勢で仰臥位になり、両足をそろえて膝を軽く曲げて立てます。

腕は両側に自然に置くか、両手を軽くお腹の上に置いても良いです。

操者は本人の足元側にすわり、両手を本人の尻の下に差し入れて、仙腸関節の外側にそって触診し圧痛の有無を調べます（図1）。

図1

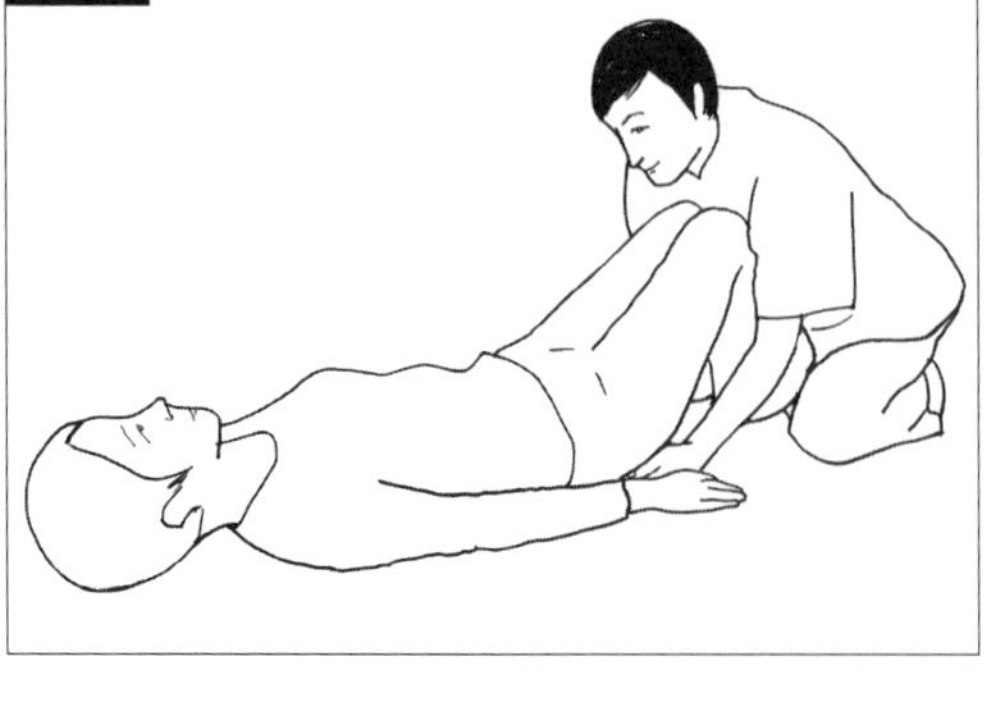

## 操法

例えば、右側の仙腸関節外側に圧痛があった場合、操者は本人の足元に正座し、本人の両足裏を操者の太ももの上に置きます（本人は仰臥して両膝をそろえて軽く曲げ、両足裏を操者の膝の上に置きます）。次に、本人は、右膝頭を操者の方向に押し出し、同時に左膝頭自分の方向に引き寄せます。操者は、本人の右膝頭（膝下）に手を当てて軽く押しかえすように、同時に左膝頭（膝上）に手を当てて軽く手前に引くようにおさえ、本人の動きに対して抵抗を与えます（図2）。快適な位置で両者の力を3～5秒ためた後、両者同時に脱力します。これを2～3回くり返します。

次に、両側に圧痛のあった場合、操者は本

図2

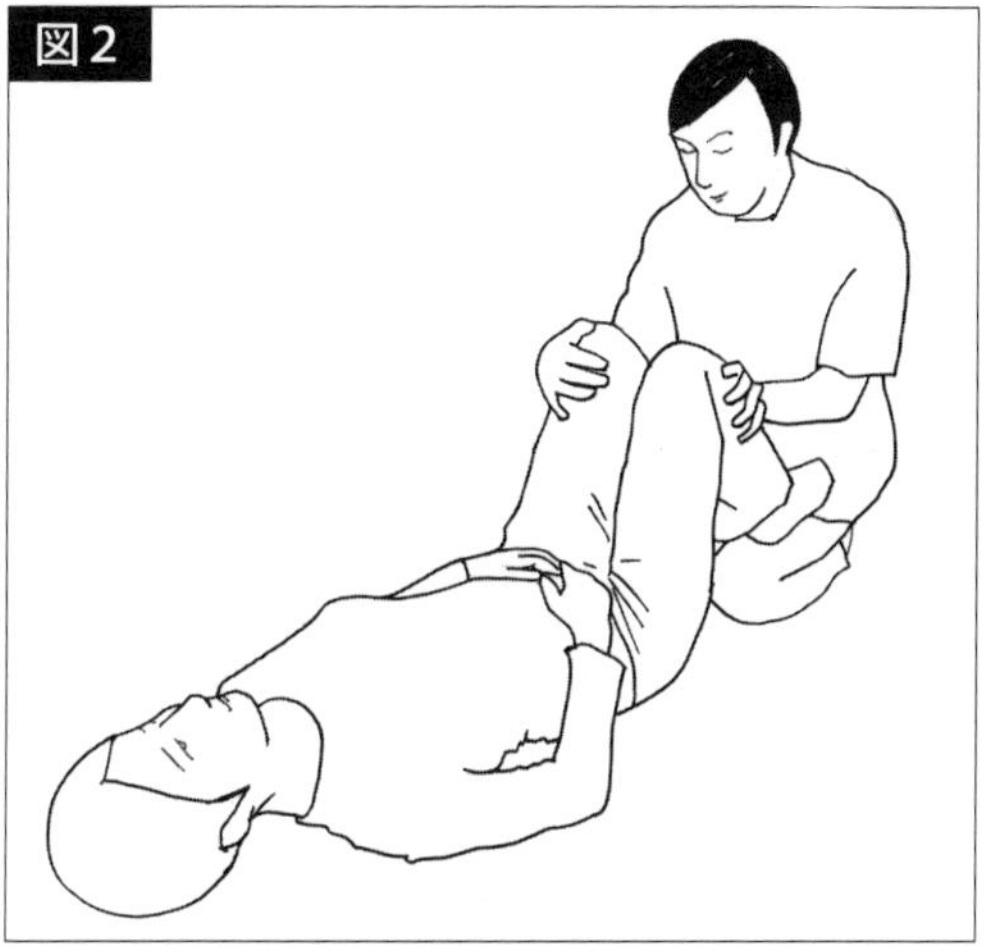

人の足元に正座し、本人の両足裏を操者の太ももの上に置かせます（本人は仰臥して両膝をそろえて軽く曲げ、両足裏を操者の膝の上に置きます）。次に、本人は、両膝を同時に操者の方向に押し出します。操者は、本人の両膝（膝下）に手を当てて軽く押しかえすようにおさえて、本人の動きに対して抵抗を与えます（図3）。快適な位置で両者の力を3～5秒ためた後、両者同時に脱力します。これを2～3回くり返します。

**アドバイス**

仙腸関節付近の圧痛の多くは梨状筋の大腿骨大転子付近の緊張が関係しています。

**図3**

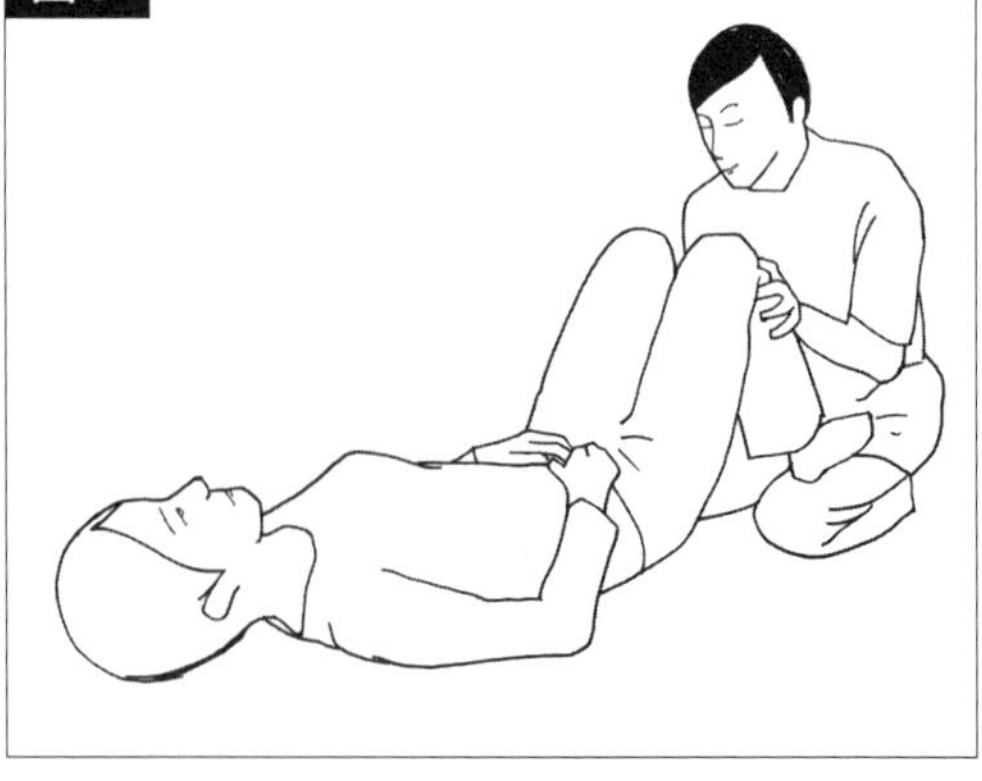

★ポイント：膝の上に本人の両足かかとをのせ、本人の尻がわずかに浮く程度に静かに垂直に踏ませます。

Lesson 6

# 内転筋の圧痛を調べる触診と操体法

## 眼精疲労解消、眼機能改善

橋本敬三先生が肝経の経絡を探っている時に発見した内転筋最大圧痛点〝晴眼穴〟の筋緊張を緩める操体法です。

内転筋の異常緊張は下肢機能の低下を招くのみならず、眼機能に影響する場合があります。

**動診**

操者は本人の足元に正座します。本人は仰臥して、両足を軽く開いて伸ばすか、両膝をそろえて軽く曲げて立てます。操者は仰臥した本人の内転筋（大腿部膝内側から1／3ぐらいの部位）を図1のように触診して圧痛の有無を調べます。

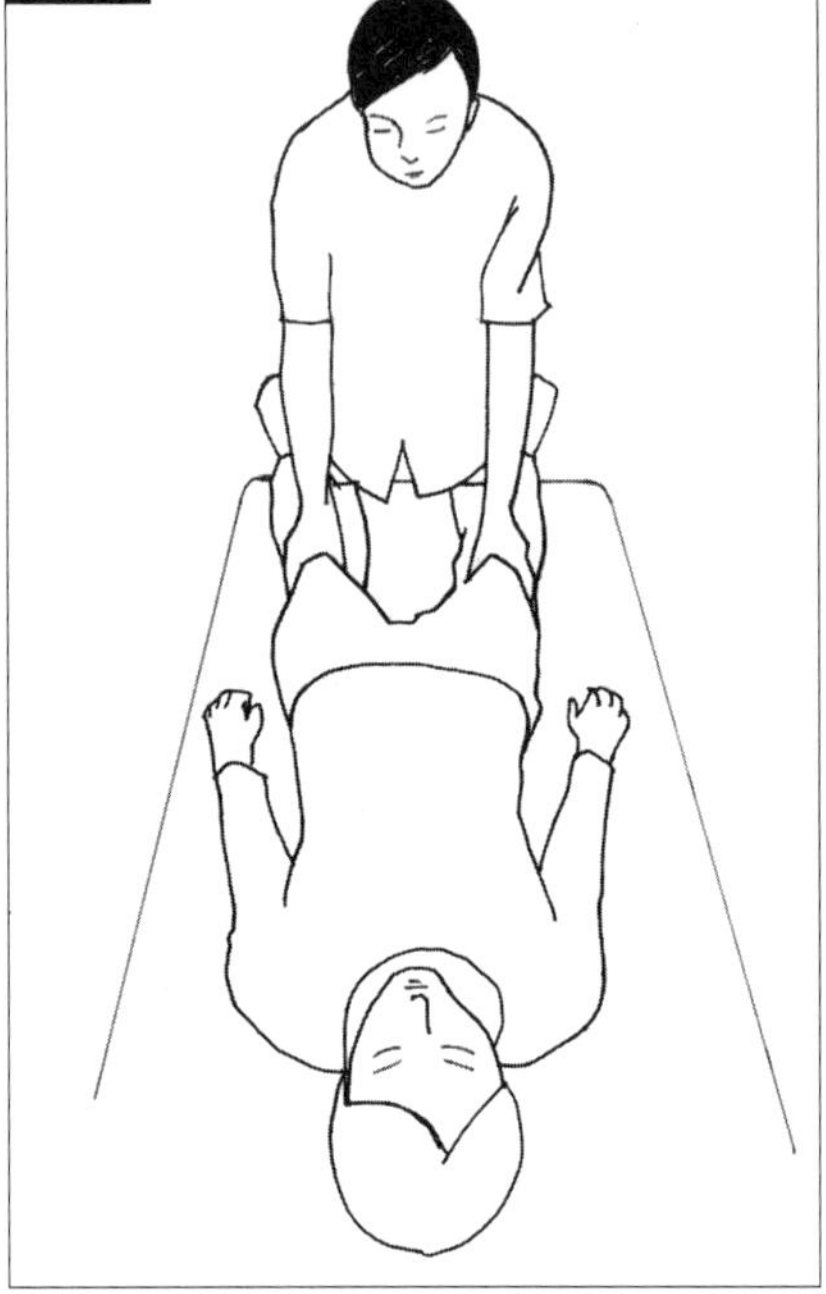
図1

## 操法

例えば、本人の左内転筋に圧痛がある場合、操者は右手で本人の左膝に抵抗を与え、左手で本人の左内転筋の圧痛を押しながら、本人の左膝を開かせます(図2)。本人は快適な位置で3〜5秒ためた後、脱力します。これを2〜3回くり返します。

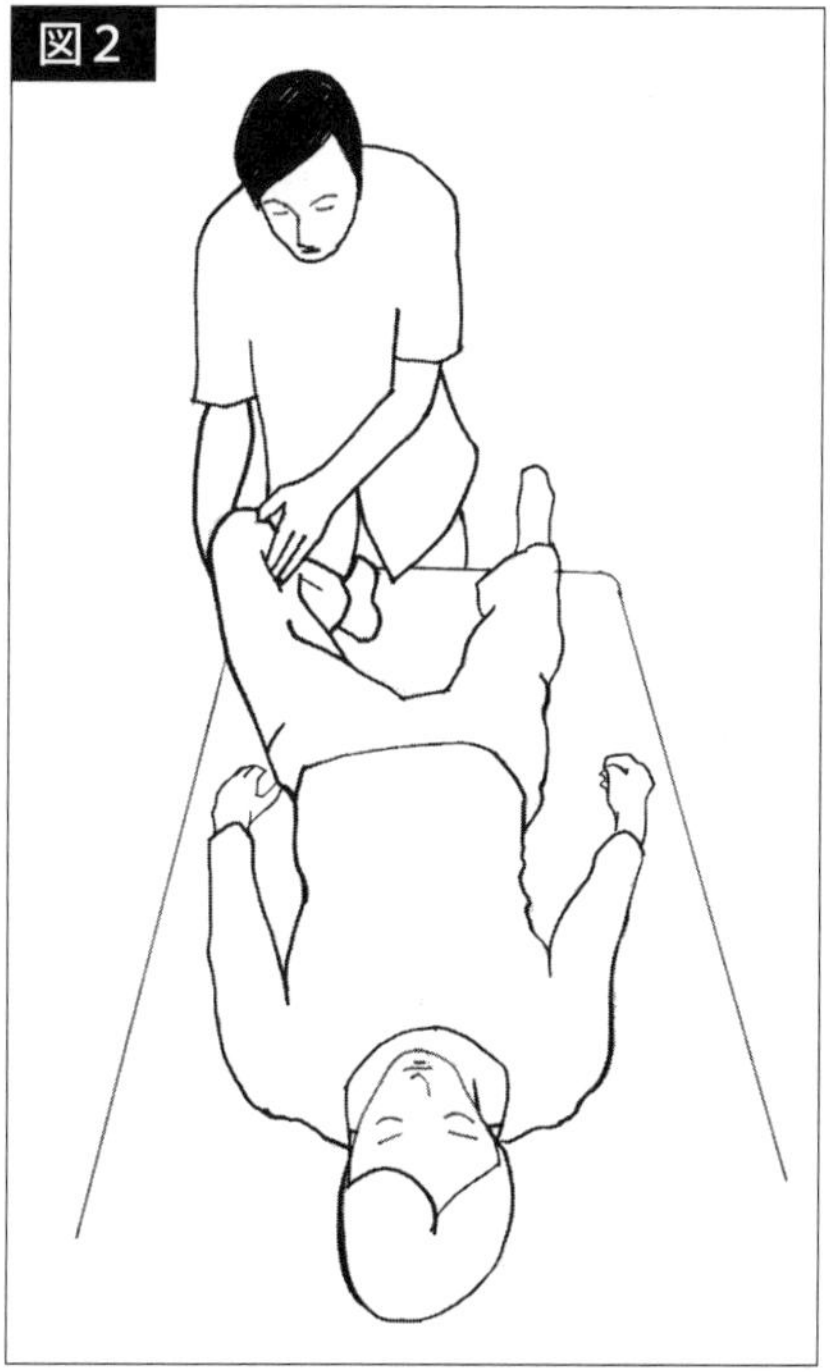


操者は本人の足元に正座します。本人は仰臥して両膝をそろえて軽く曲げて立てます（図3）。

本人は、両膝を左右にゆっくりと開きます。操者は、本人の両膝外側に手を当てて、本人の動きに対して抵抗を与えます（図4）。

図3

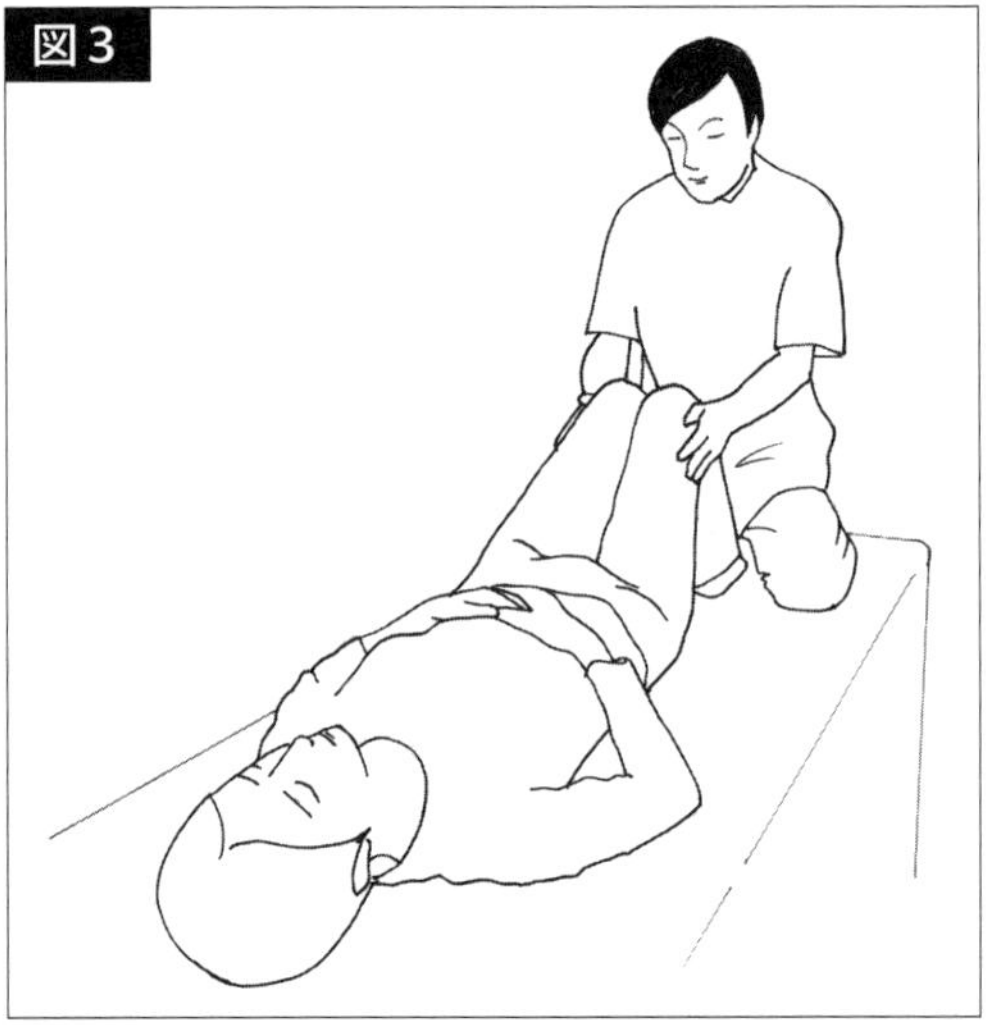

図4

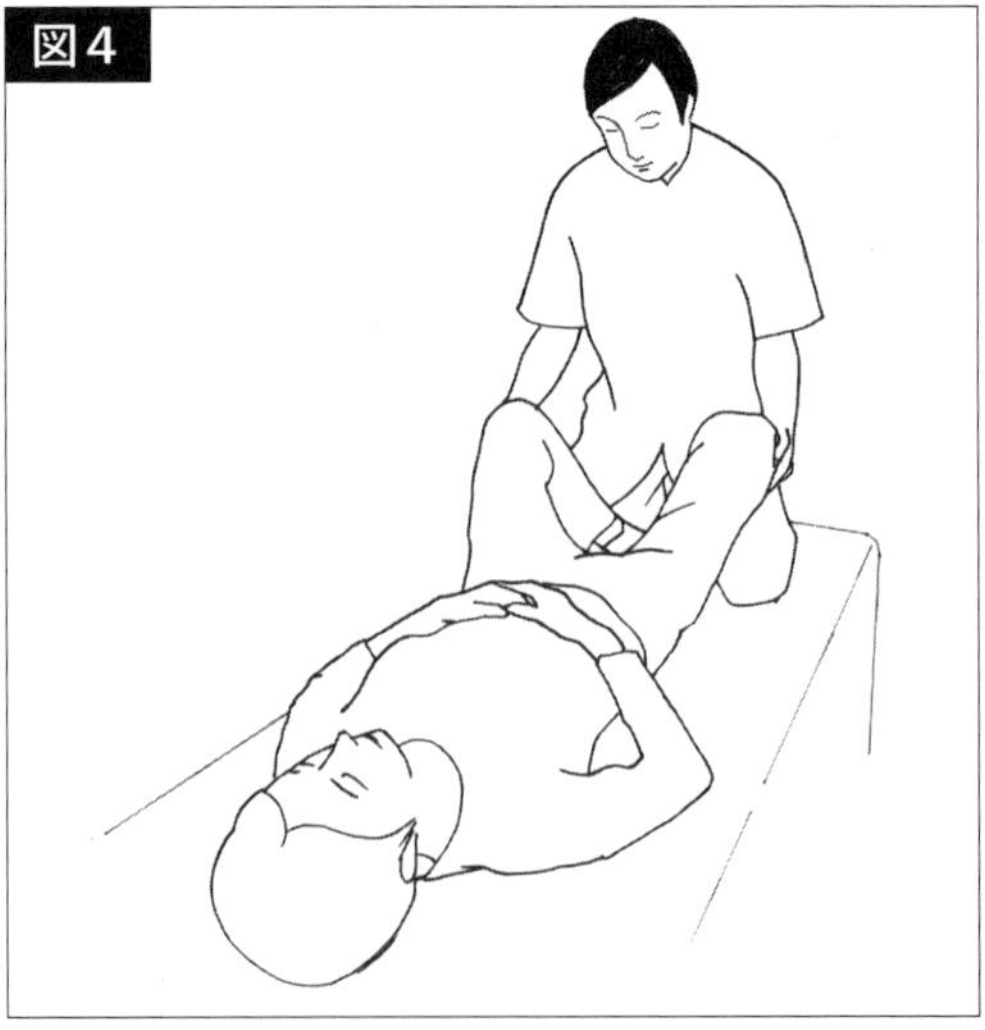

快適な位置まで開かせ、3～5秒ためた後、浮いた尻をストンと落とすように脱力させます。これを2～3回くり返します。

**コメント**

この操体法をすると目がはっきりしてくることが多いです。〝目の急所〟は大腿部内側（内転筋）膝内側から1／3ぐらいの部位に圧痛点にあります。

**アドバイス**

ゆっくりと両膝を開くと、70度位で臀部から腰部が浮いてくるように動きを誘導します。

Lesson
7

# 仰臥位、膝1／2（約90度）屈曲位での両膝の左右傾倒（膝倒し）動作による運動分析（動診）と操体法

## 腰背部痛・だるさの消去、消化器症状の改善

**動診**

本人はリラックスした姿勢で仰臥位になり、両膝をそろえたまま軽く曲げます。腕は両側に自然に置くか、両手を軽くお腹の上に置きます。

**自力動診の場合**―操者は本人の足の方に位置します。操者の手を借りず、両膝をつけたまま、ゆっくり左右に倒し、快・不快を調べます。

＊自力動診・・・本人（自分）で動いてバランスを診ること。

**他力動診の場合**―操者は本人の足の方に位置し、操者は本人の両膝を右または左に倒して快・不快を調べます（図1）。

＊他力動診・・・本人が操者（他人）に動かされバランスを診ること。

**操法**

例えば、左に倒すのが快の場合、本人は、両膝をつけたまま右から左に倒します。

操者は、本人の膝に手をあてて本人の動きに対して抵抗を与えます(図2)。

快適な位置(身体のどの部位にも無理を感じない位置)で、3～5秒からだ全体に適度な

図1

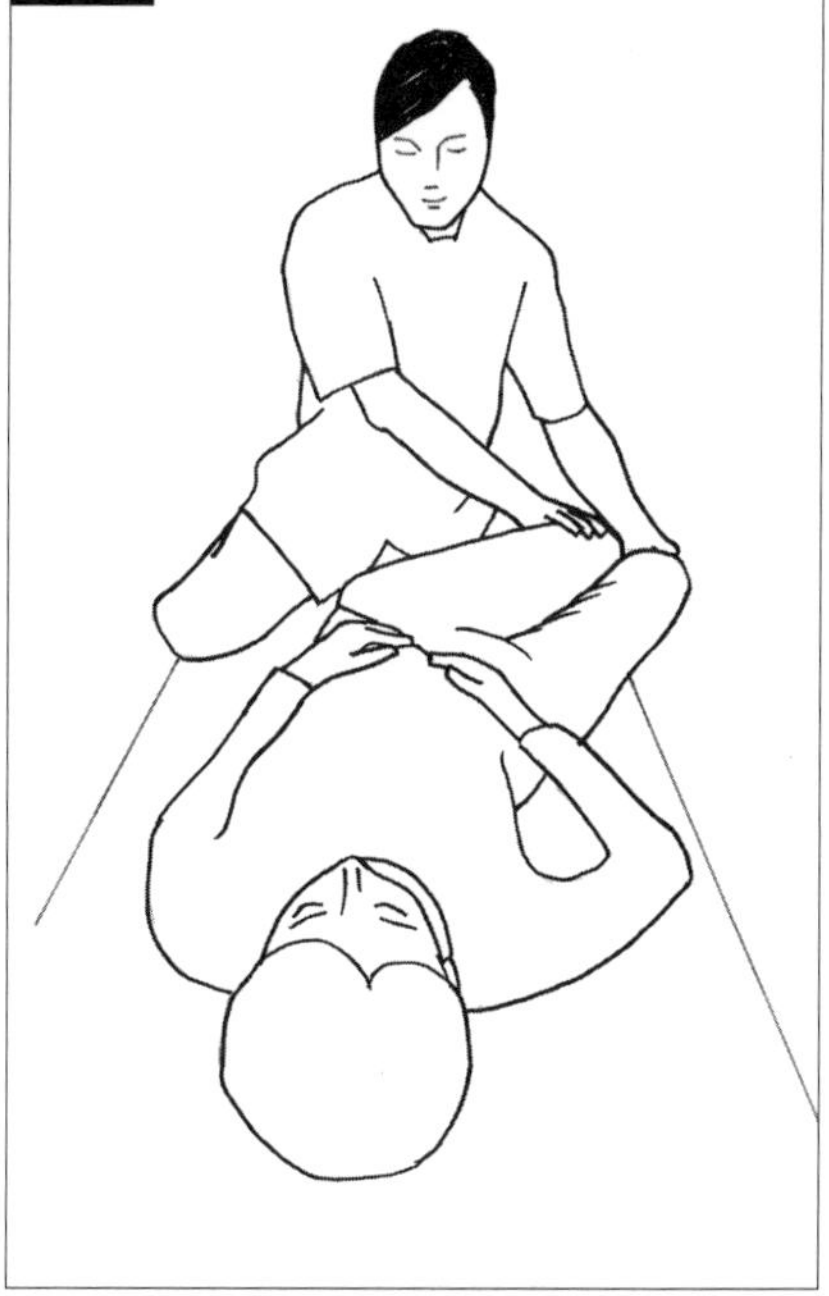

図2

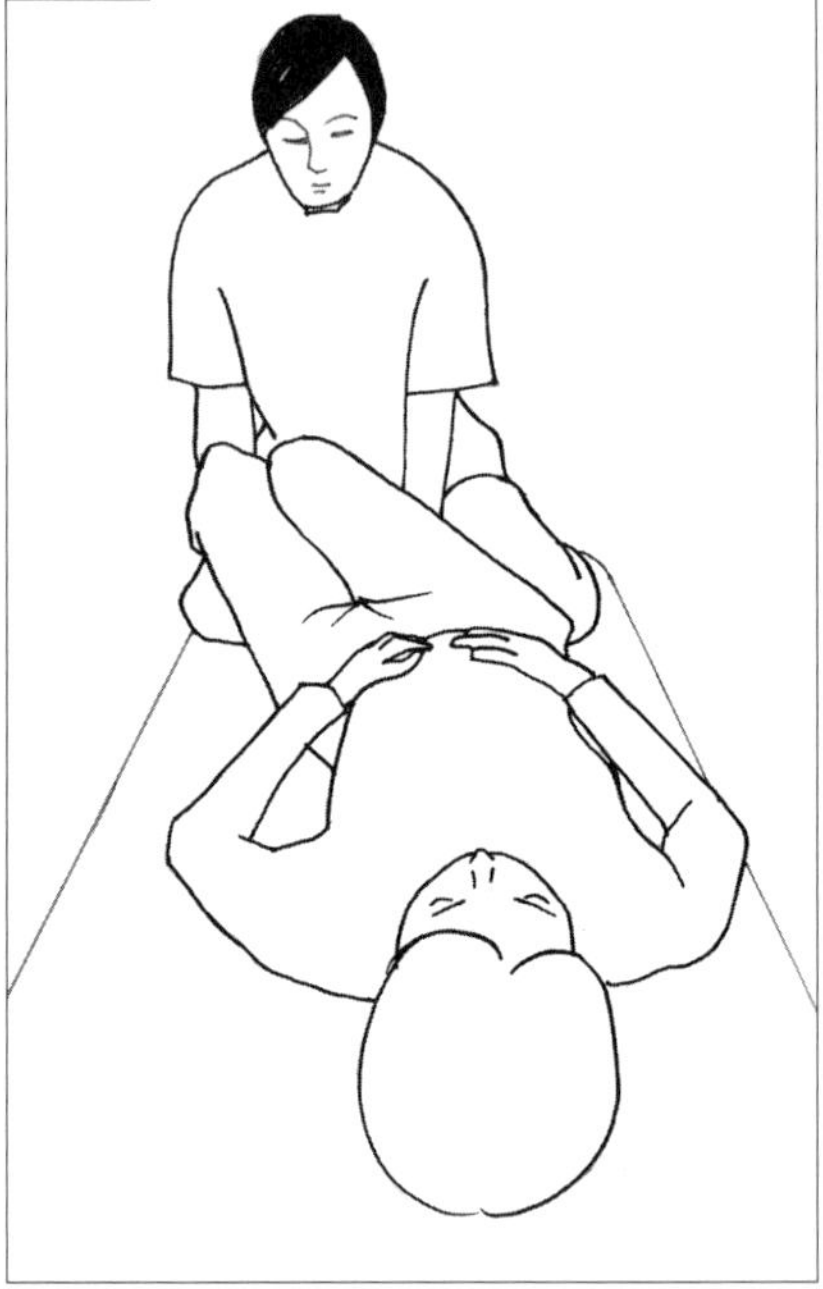

力（軽く伸びをする程度の力）を行きわたらせた後に、ため息をつきからだの力を一気に抜いて尻をストンと落とします。

脱力後、3～5秒そのままの姿勢（脱力状態）で呼吸を整えます。

これを、2～3回繰り返します。

★ポイント：両膝の動きが、腰、背中、肩、首へと伝わるように動きます。

**アドバイス**

操者は、片手で本人の足首を支え、片方の手を膝にあて、親指以外の指は膝の裏を押さえます。

Lesson 8

# 肩関節・上肢の操体法

## 頚部・肩背部・上肢の不快感消去

**動診**

本人は、リラックスした姿勢で仰臥位になり、両足は伸ばします。

片方の手を上向きにして横に伸ばします。

操者は本人の横の方に位置します。操者は本人の腕を、内と外にゆっくりとひねって快・不快を調べます（図1）。

**操法**

例えば、本人は、快・不快がわかったら不

図1

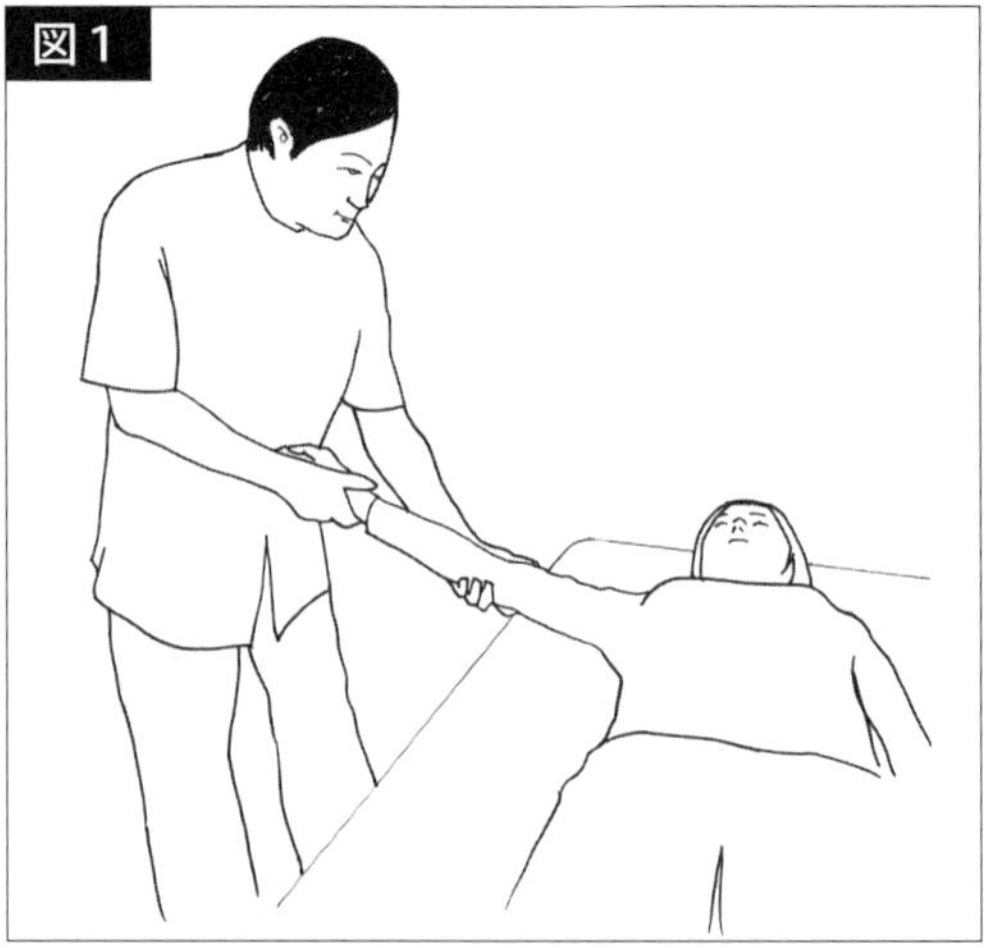

快から快の方向にゆっくりと、息を吐きながら腕をひねり返します。操者はあまり抵抗を与えないで、本人が腕を快方向にひねる動きを、支えるように抵抗を与えます（図2）。

快適な位置で3～5秒力を軽くためた後に、身体の力を瞬間脱力します。脱力後、3～5秒そのまま、呼吸を整えます。

これを、2～3回くり返します。

★ポイント：腕の内ひねり・外ひねりの角度の選定が難しいです。操者は横位置では、本人の指先が乳頭から腰の範囲で、上には水平線から30度くらいの範囲を目標とします（図3）。内ひねりは手をからだの腰方向で、外ひねりは手が胸から耳あたりの範囲内で行うようにします。

図2

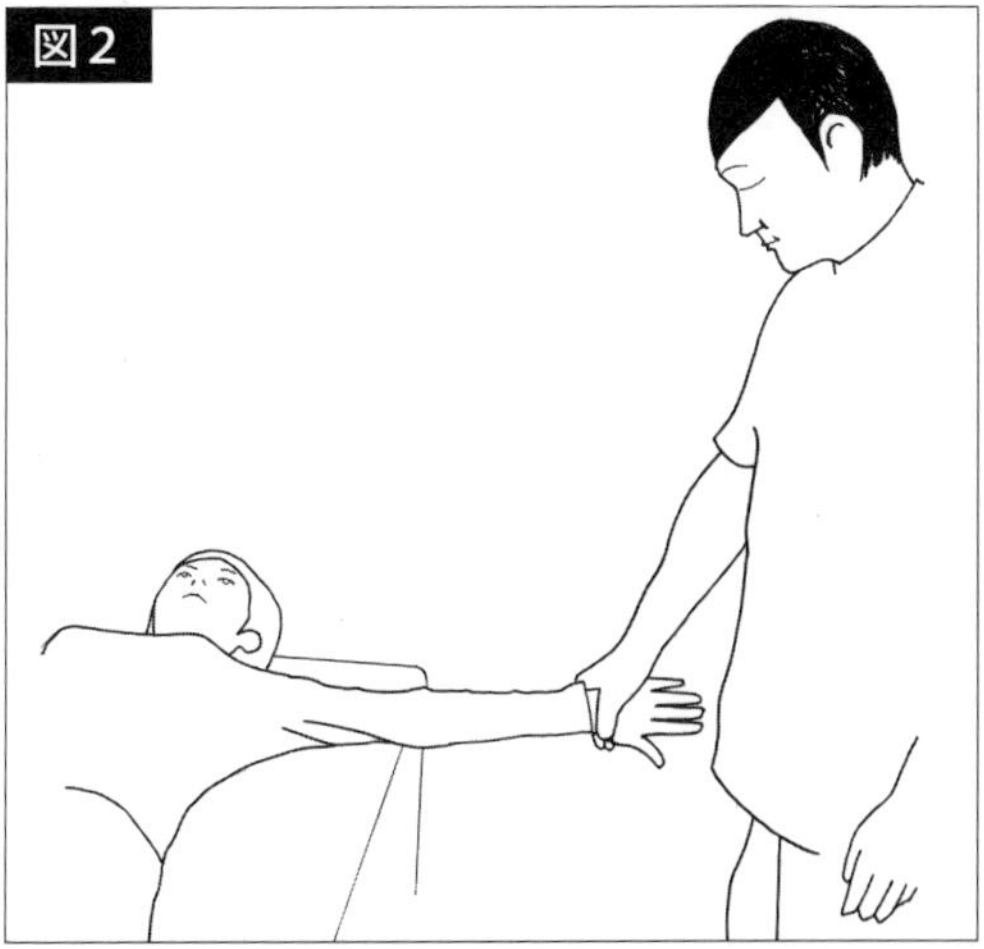

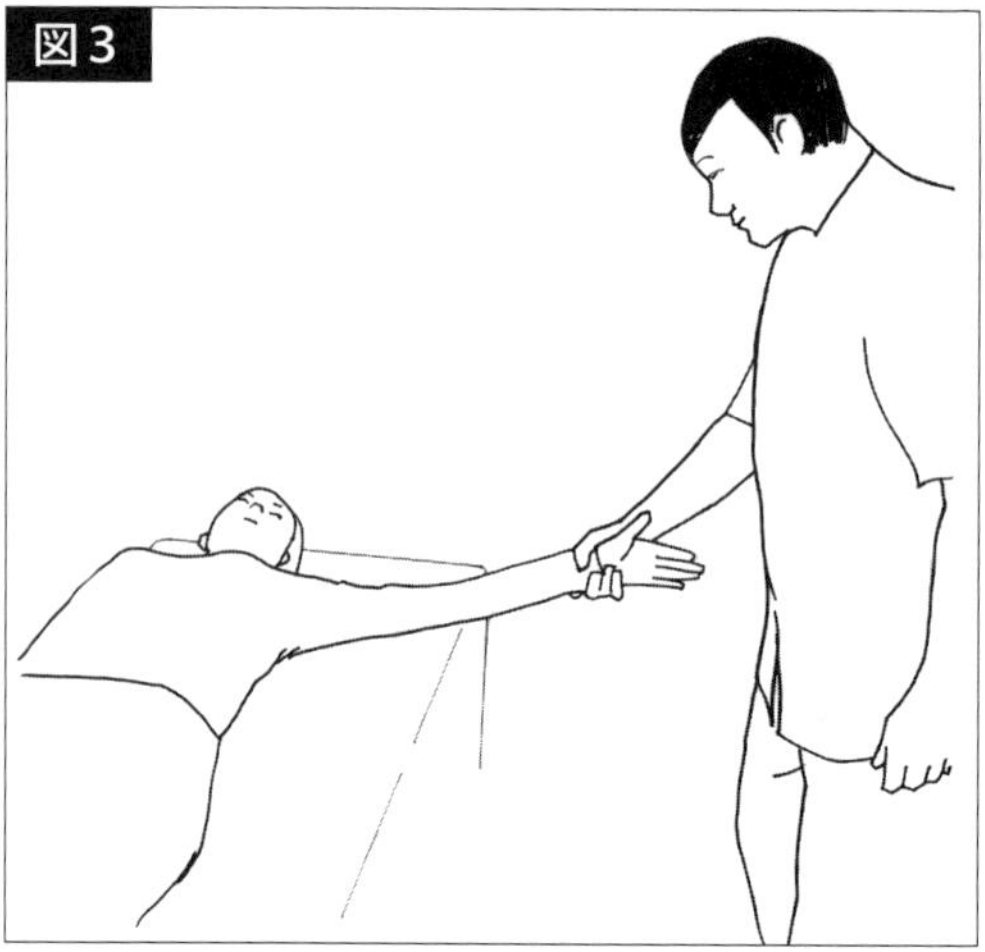


**コメント**

腕とからだの位置関係に注意します。腕をひねる時は、腕を上げている位置によって負荷（ムリな力）が生じやすい場合があります。左腕・右腕どちらが先でも構いません。

## Lesson 9

# 頚部の硬結・圧痛を調べる触診と操体法
## 頭痛・頭重・眼精疲労・鼻づまり・耳鳴の解消、高血圧症の軽減

**動診**

操者は本人の頚部裏側（首の後ろ・頭板状筋）に両手指を差し入れて探り、筋緊張・硬結・頚椎のズレ・圧痛を調べます（図1）（図2）。

**操法**

本人は、リラックスした姿勢で仰臥位になり、両足は伸ばします。腕は両側に自然におくか、両手を軽くお腹の上に置きます。

操者は両手指を首の後ろに差し入れ、両手指を本人の顎にあてます（図3）。

本人はゆっくりと顎だけをそらせます。次に後頭部と両肘を支持点にして胸をそらせ、両

図1

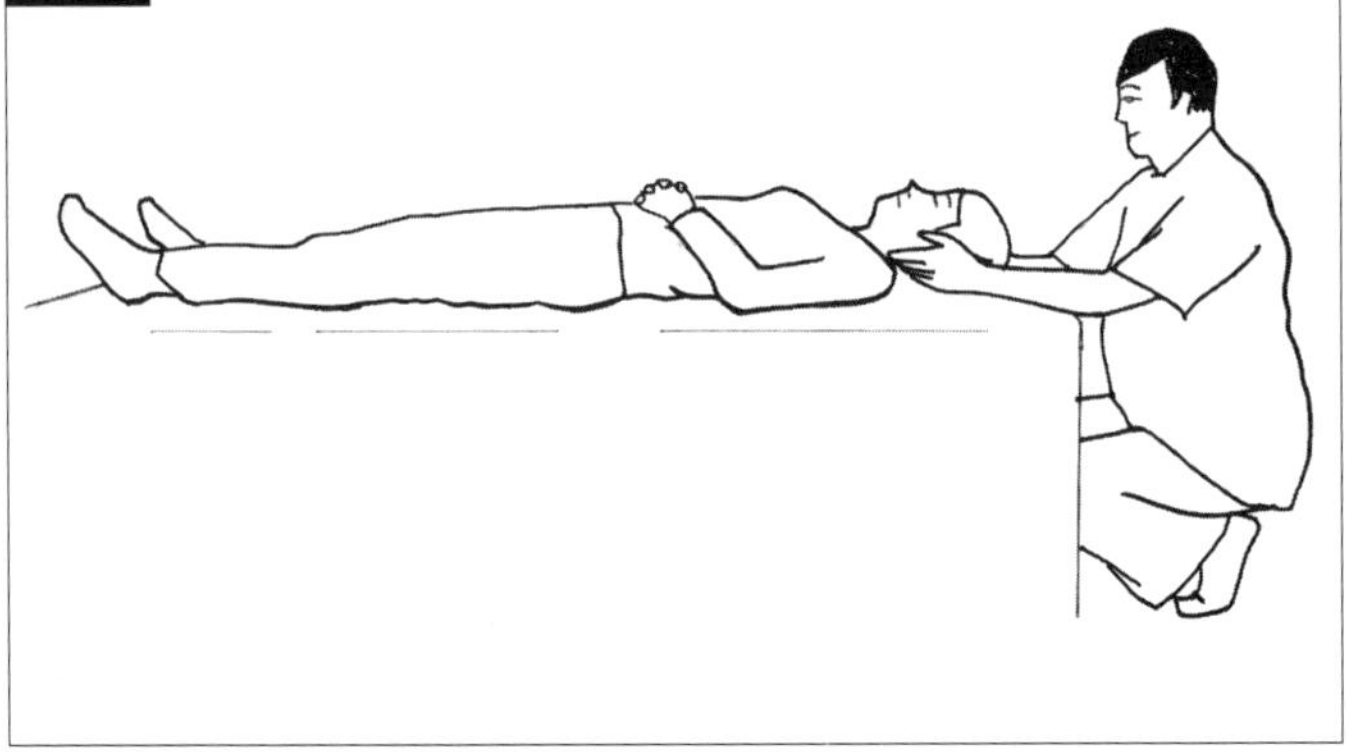

図2

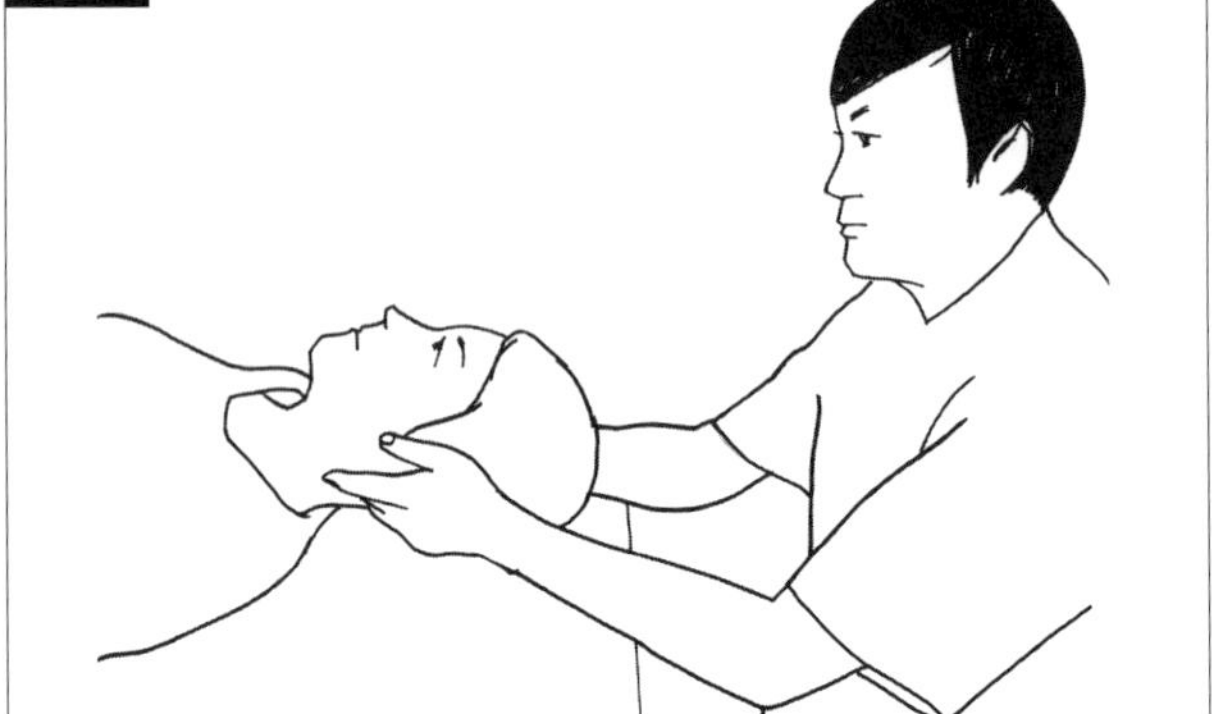

肩および背部を床から浮かせます（背中が浮く）。

操者は、本人の頚部裏側（首後ろ）と顎を自分のほうに軽く引く感じで動きを支え、本人が顎と胸をそらせ（図4）、快適な位置で3～5秒間のため

図1

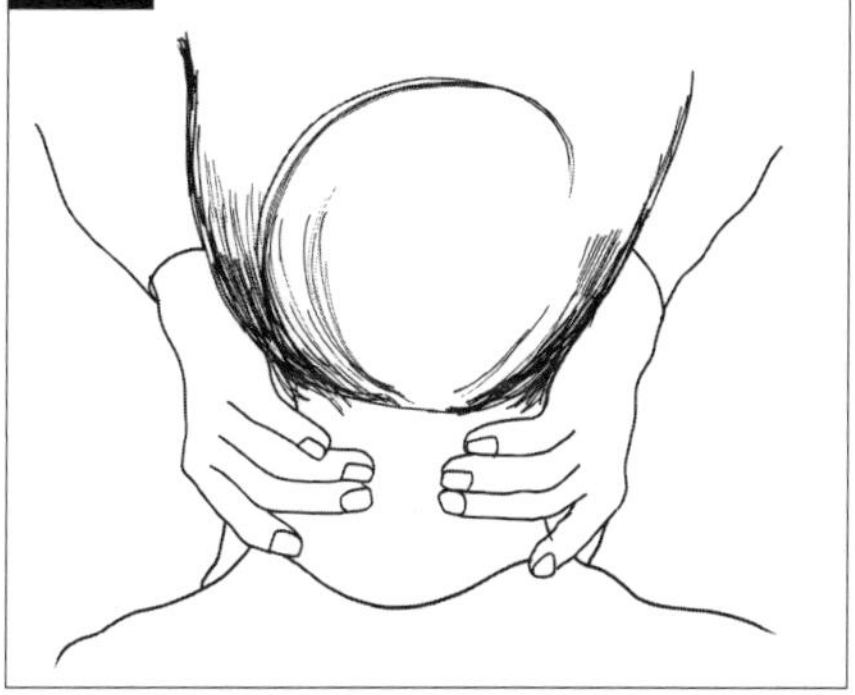

図4

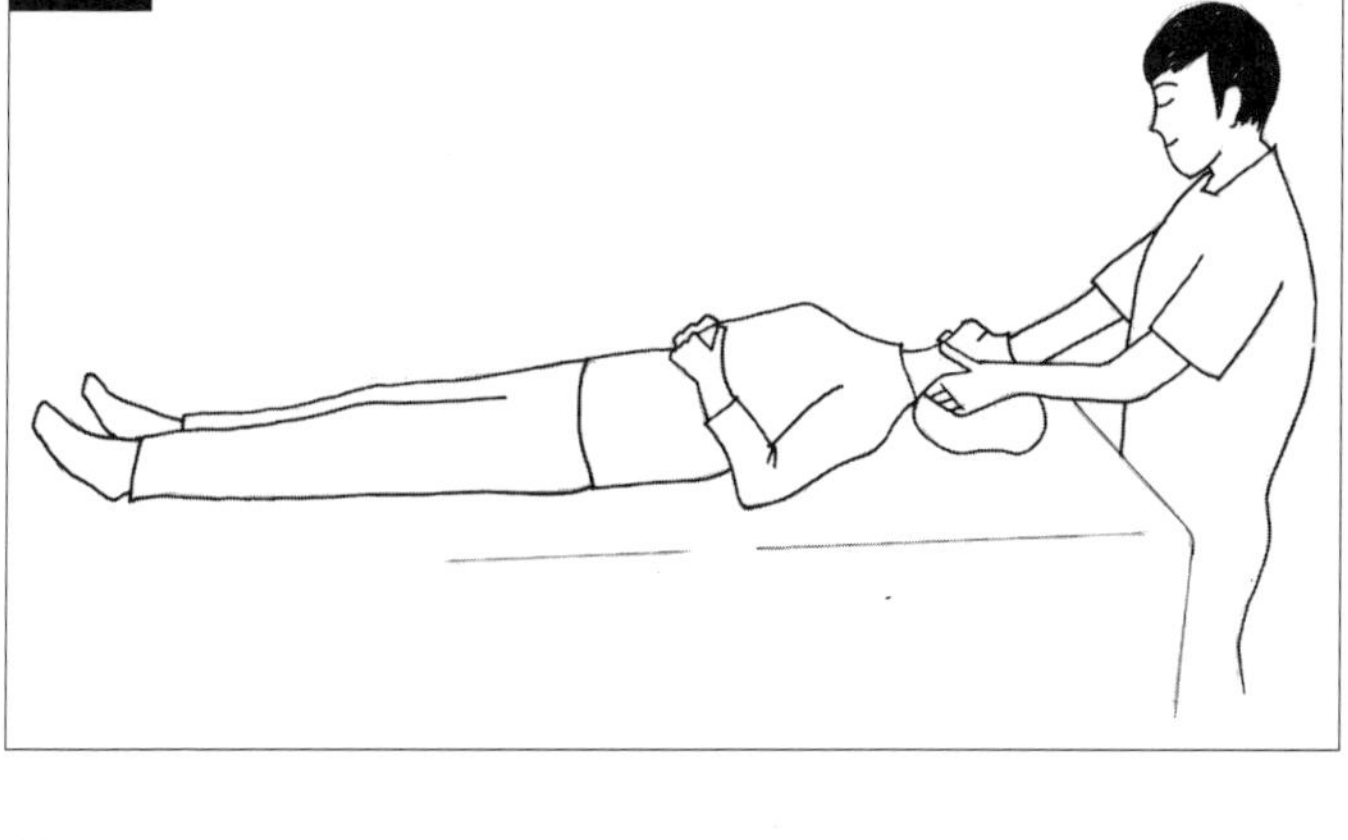

をつくった後に、瞬間脱力します（本人は背中をストンと床に落とす）。脱力後、3〜5秒そのままの姿勢で、呼吸を整えます。これを2〜3回くり返します。

★**ポイント**：触って診る場合は、頸椎部位の両側・左右の筋肉のかたさややわらかさの違い、頸椎の配列の異常を確かめます。

**コメント**

頸椎部位の歪みはその大部分が他部位に発生した歪みの連動性によります。また、頸椎部位に生じた歪みが原因の場合、頭部・顔面の疾患を引き起こすことがあります。

# Lesson 10

## 膝屈曲の運動分析
## 背腰部のだるさ、疲れの消去

左右交互に膝をゆっくりと折り曲げ、踵を臀部に軽く押しつけ、その屈曲度と柔軟性を調べる運動分析（動診）です。腰筋、大腿筋などの異常緊張があると、踵は臀部にスムーズにつきません。

**動診**

本人は、リラックスした姿勢で伏臥位になり、両足は伸ばします。腕は両側に自然に置きます。操者は伏臥位した本人

図1

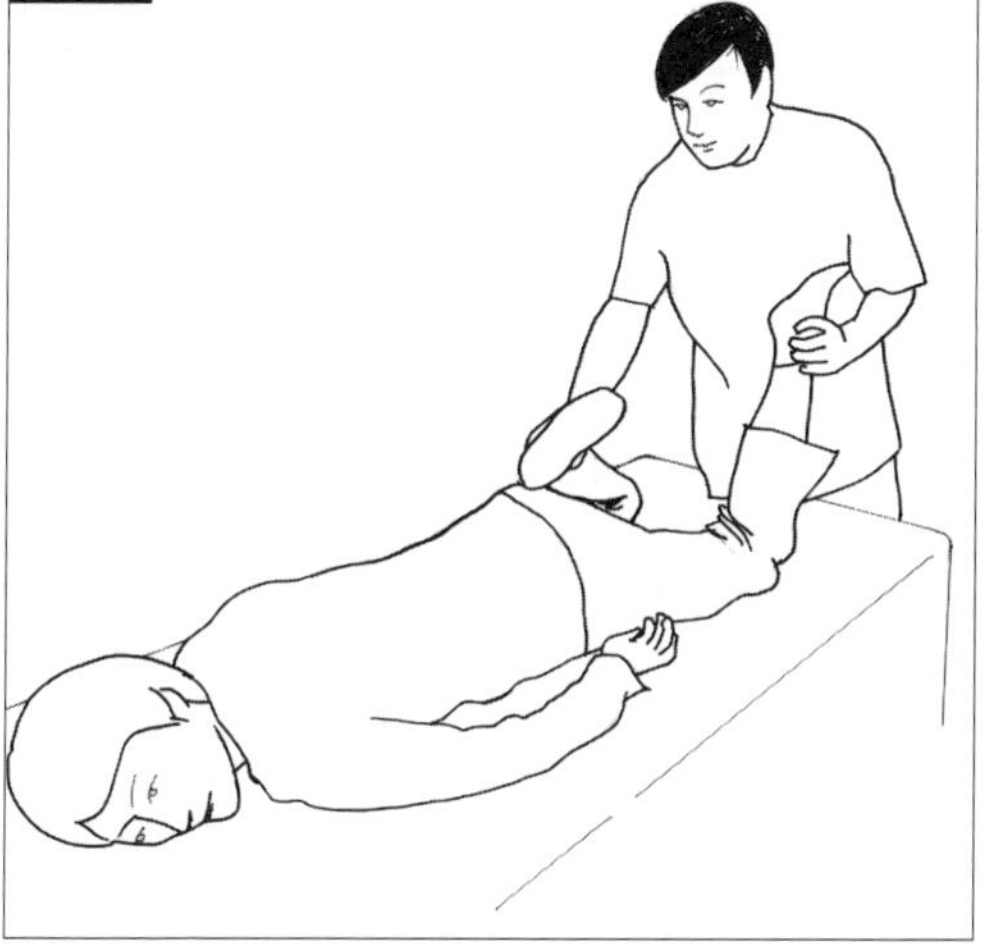

の両足首を持ち、左右交互に踵を尻に軽く押しつけてみます（図1）。どちらのほうの踵を押したときが快・不快（苦しい・痛い・ももがつる・腰にひびくなど）を感じるか、および左右差を調べます。

**★ポイント**：必ず小まめに本人に快・不快、痛みがあるかどうかをたずねます。踵を尻に軽く押しつけて痛がる人、太ももが張って苦しい人などいろいろです。

## 操法

例えば、

①左足が不快であれば、本人は伏臥位の姿勢から、操者は両膝を曲げて、踵を尻に近づけます（図2）。

次に、本人はその姿勢から、息を吐きながらゆっくりと左膝を伸ばします（図3）。

操者は本人の左足首をつかみ支え、本人の左膝を伸ばす動きに対して抵抗を与えます。そのまま快適な位置で3～5秒間保ち、本人は脱力します。

本人の膝はストン（瞬間脱力）と床に落ちます。

図2

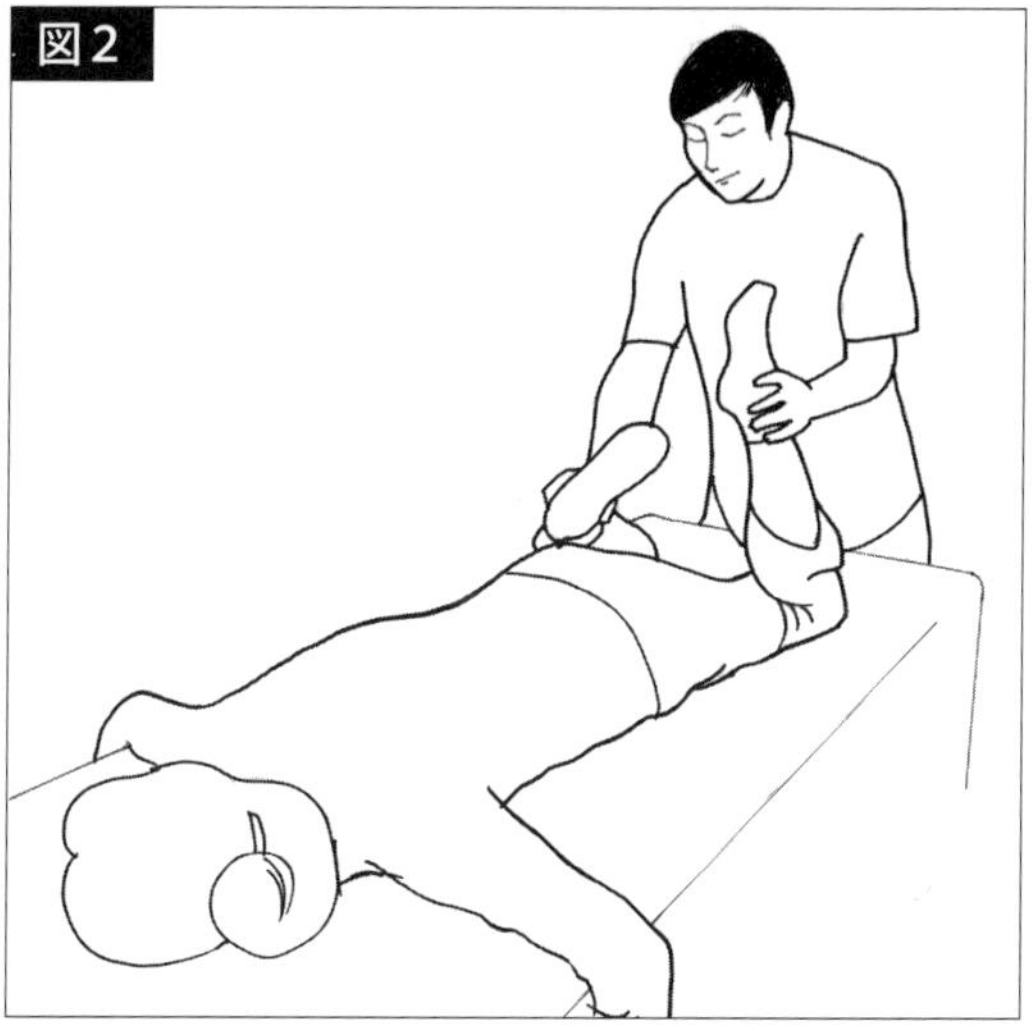

図3

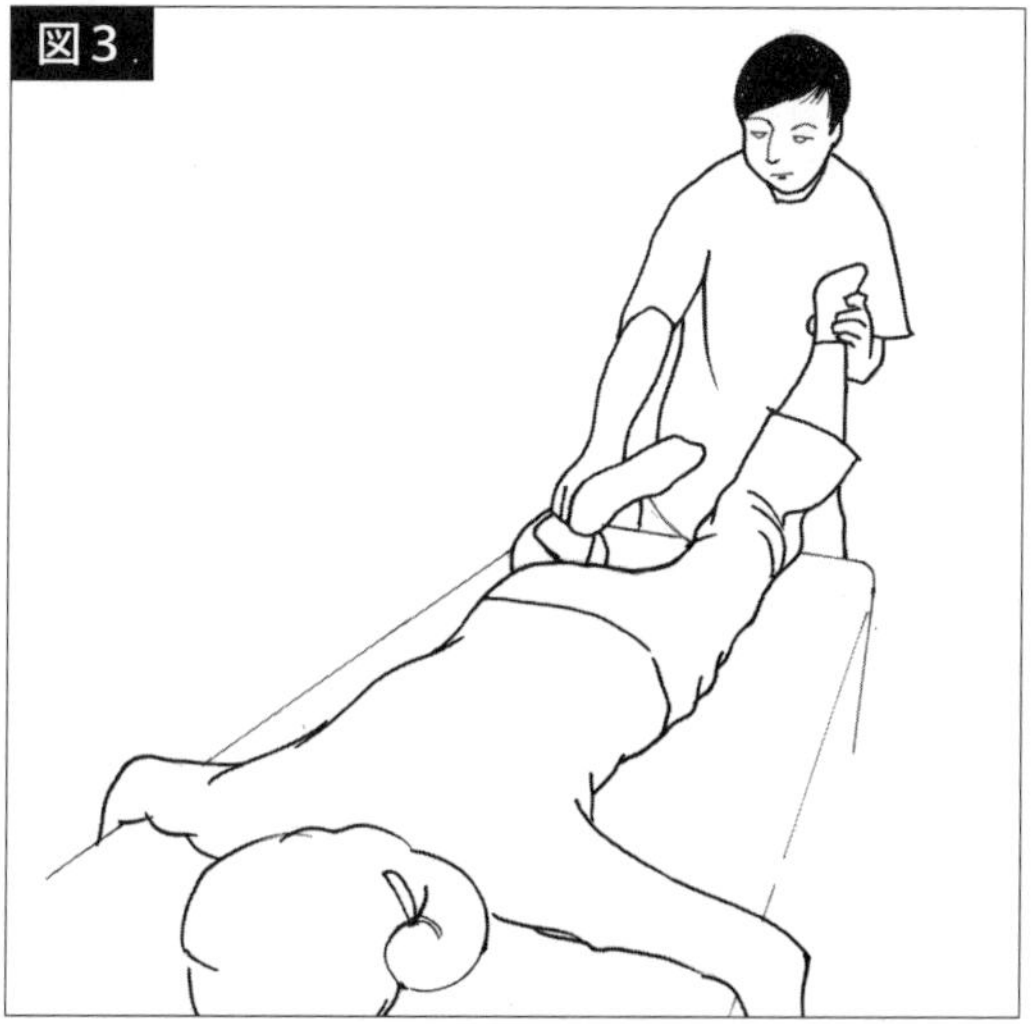

操者は本人の脱力後も足首をその位置でつかんだままで支えます。脱力後、3~5秒そのまま、本人は呼吸を整えます。これを、2~3回くり返します。

②両足とも不快の場合、本人は伏臥位の姿勢から、操者は両膝を曲げて、踵を尻に近づけ

ます（図4）。

次に、本人はその姿勢から、息を吐きながらゆっくりと両膝を伸ばします。操者はその両足首をつかみ支え本人の両膝を伸ばす動きに対して抵抗を与えます（図5）。

図4

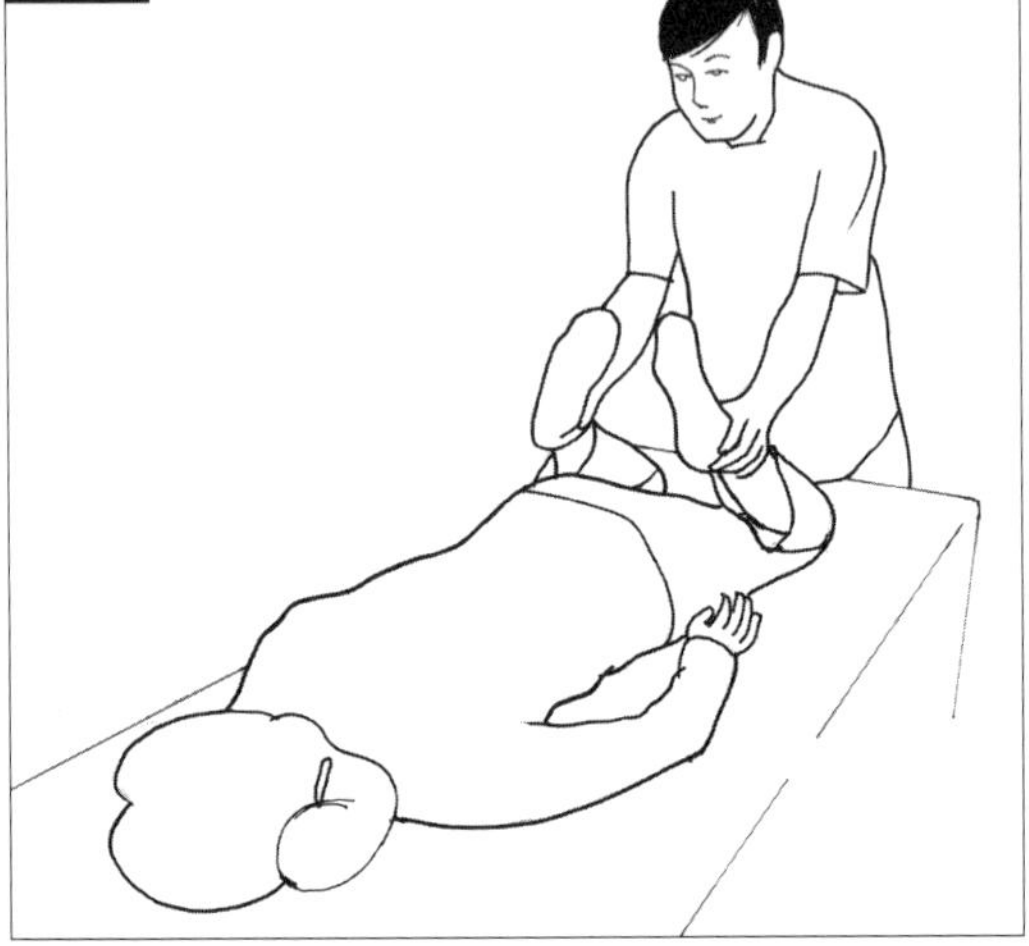

図5

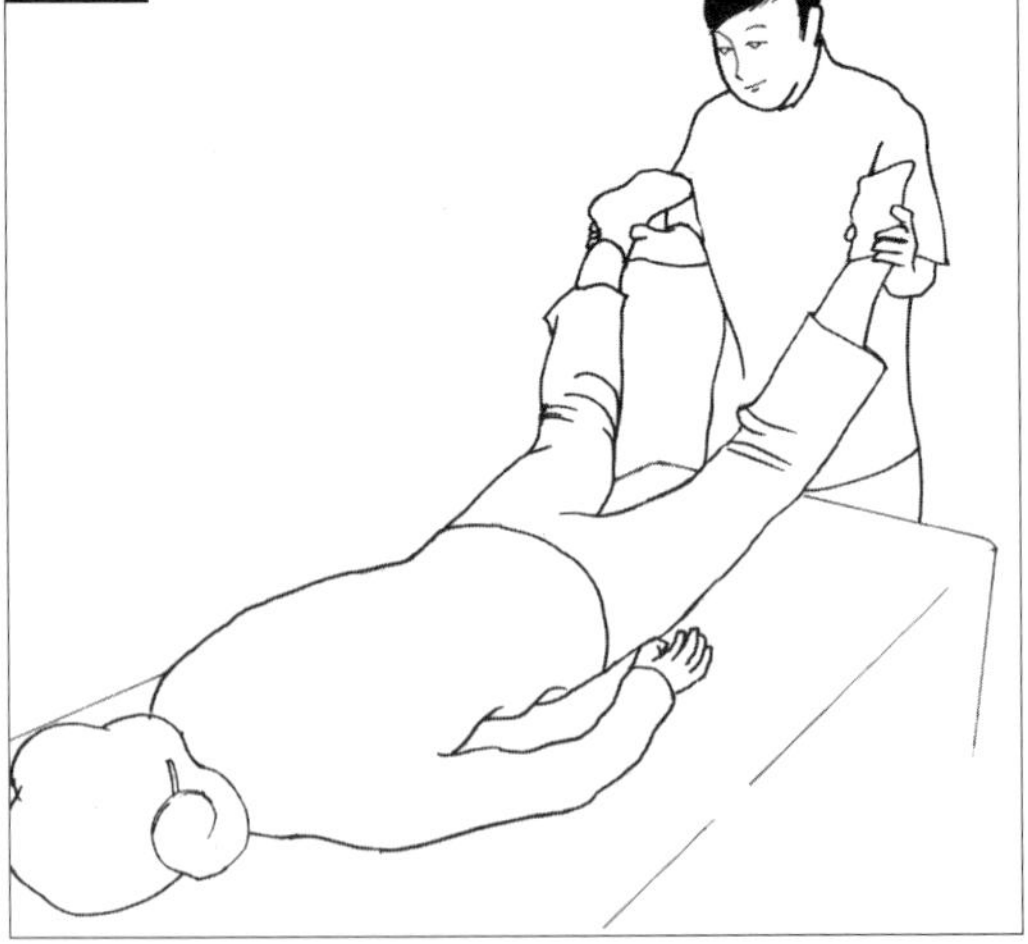

そのまま快適な位置で3～5秒間保ち、本人の膝はストン（瞬間脱力）と床に落ちます。操者は脱力後も本人の足首をつかんだままで支えます。脱力後、3～5秒そのまま、呼吸を整えます。これを、2～3回くり返します。

★ポイント：操者は、本人が楽に気持ちよく膝を伸ばせるように、動きを支えます。操者は脱力後も本人の足首をつかんだまま、支えている力だけを脱力します。

Lesson
11

# 腹臥位での膝屈曲左右傾倒運動分析の操体法

## 背腰部のだるさ、疲れの消去

膝屈曲左右傾倒運動分析の操体法は、膝屈曲のまま、左右にゆっくりと倒して、動かしにくさを調べる運動分析（動診）を行います（図1）。腰筋に異常緊張がある場合は左右どちらかに倒しにくく感じられます。

### 姿勢

本人は、リラックスした姿勢で伏臥位になり、腕は両側に自然に置き、両膝を直角

図1

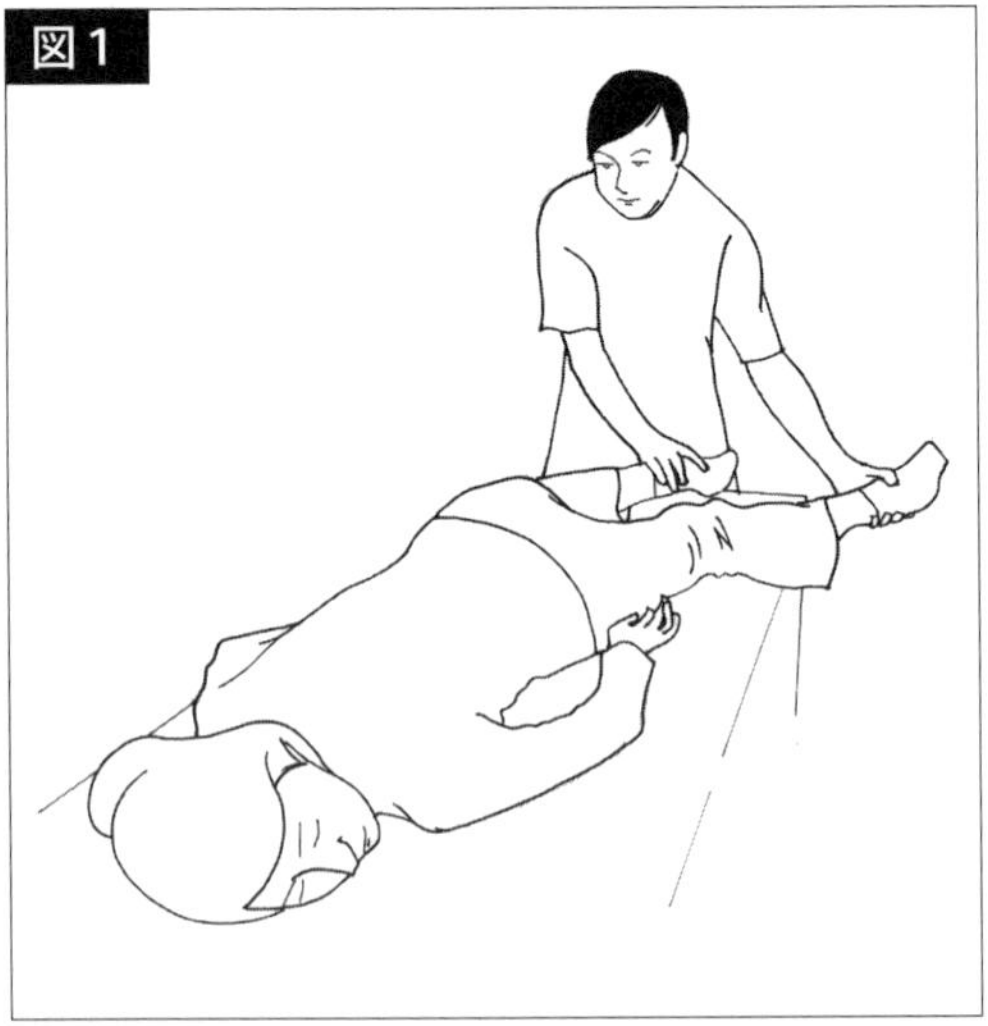

に曲げ、両下腿をそろえて直立させます。この時、両足首もほぼ直角に曲げ両足裏が上を向くようにします。

この動きには、両膝をそろえる操体法と両膝を腰幅に開いて行う操体法があります。

今回は両膝を腰幅に開いて行う操体法を解説します。

### 視診

操者は伏臥位した本人の足側に立ち、両足首を持ち、両下腿の長さ（かかとの高さ）および両足の中心線が一致するかどうかを調べます（図2）。

図2

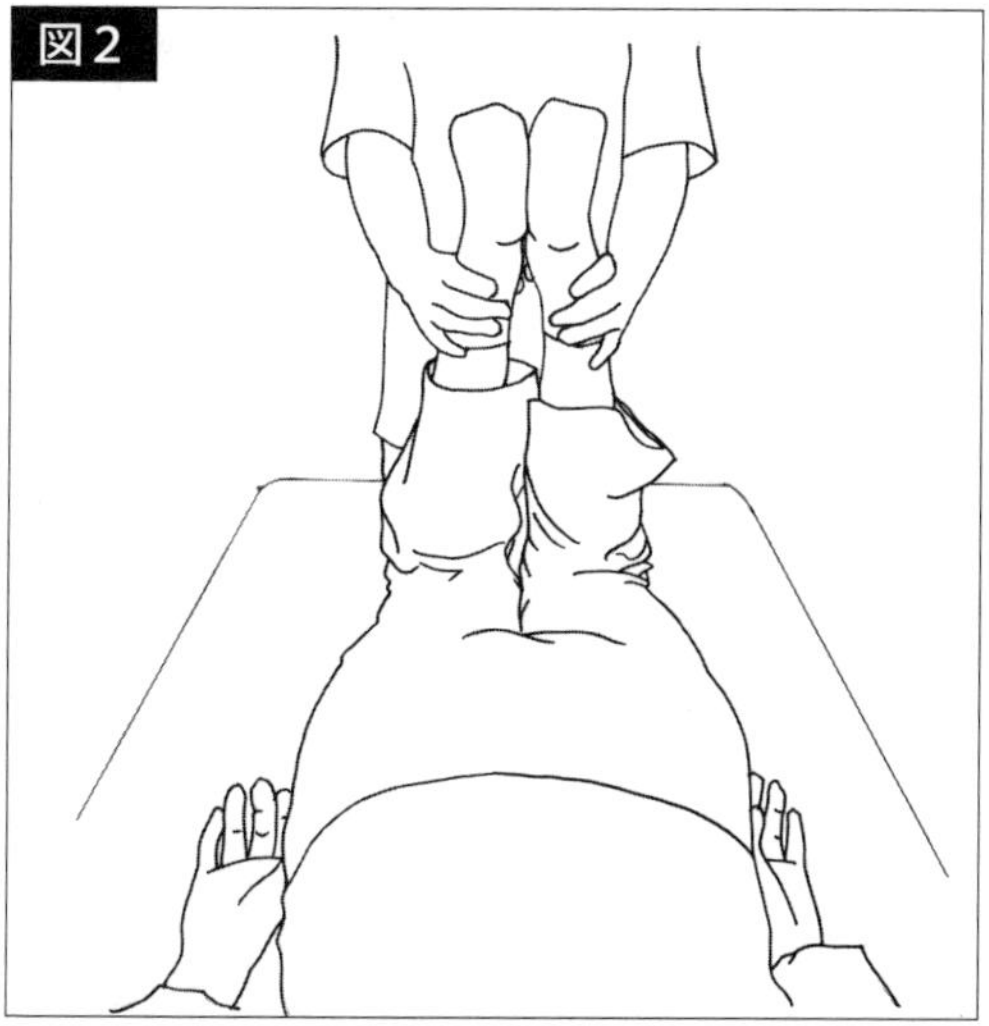

## 動診

操者は伏臥位した本人の両膝を直角に曲げて、両膝を開いたまま両下腿を直立させ両足首を持ちます（図3）。

操者本人の膝を中心として両下腿を左右にゆっくりと倒して快・不快を調べます（図4）。

## 操法

例えば、右側へ動かすと不快を感じる場合、本人はそこから快側（左側）にゆっくりと倒し返します。操者は、倒し返している両足首を支えながら若干の抵抗を与え、本人は、倒しきったまま3～5秒間のためをつくった後に、瞬間脱力をします。

図3

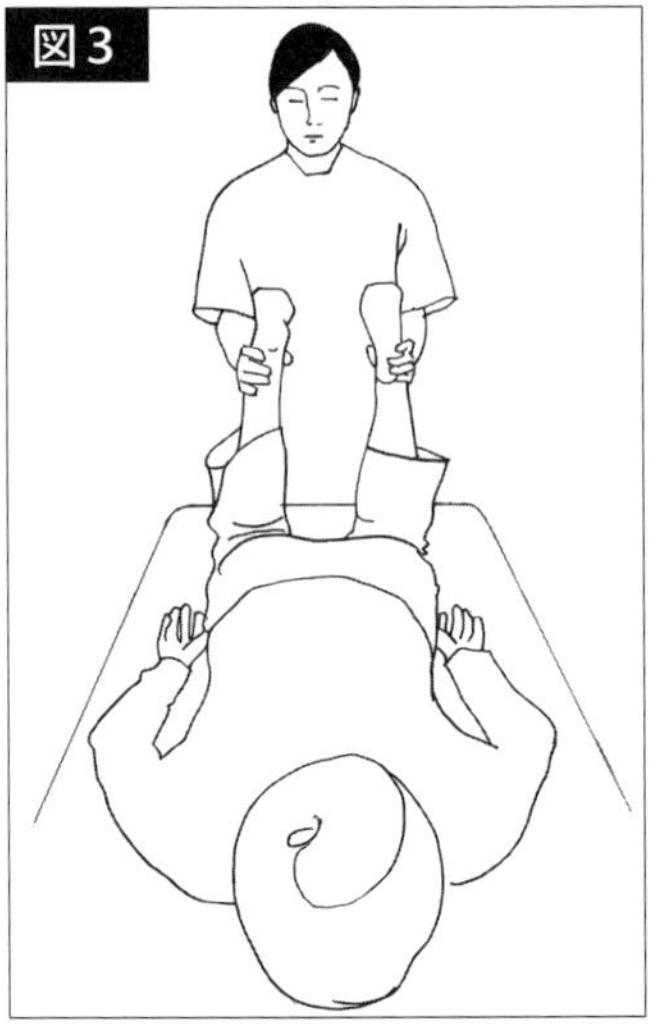

図4

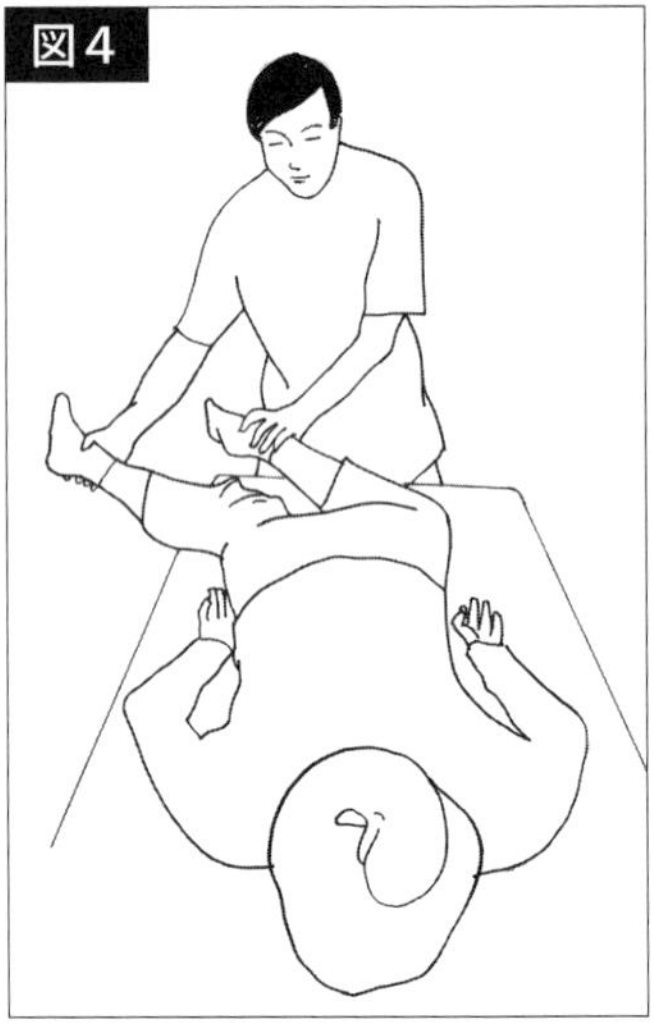

操者は脱力後も本人の足首をつかんだままで支えます。3～5秒そのままの脱力姿勢で呼吸を整えます。これを、2～3回くり返します。（図5）

図5

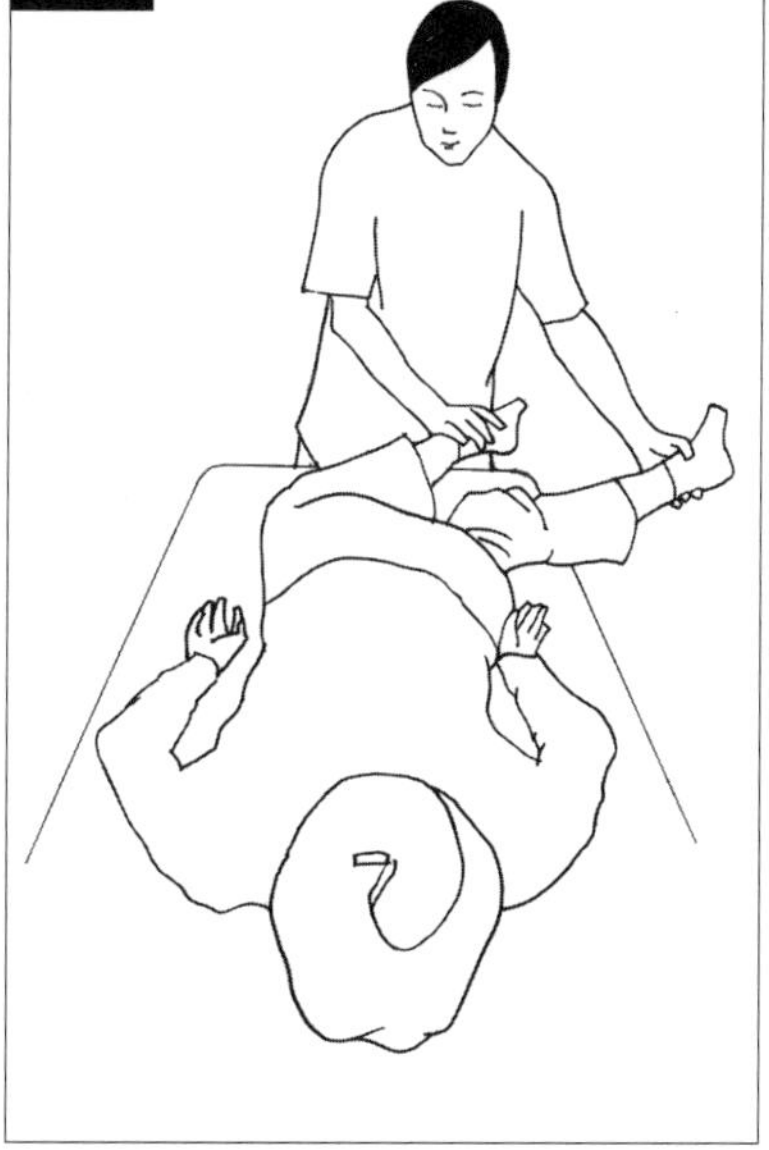

**コメント**

伏臥位（うつ伏せ）ですから、足を倒すと腰がひねられて、倒した反対側の腰が自然と浮きます。

Lesson 12

# 伏臥位での腰背筋・大腿筋の異常緊張消去の操体法

## 腰・背部痛・だるさの疲れの消去

一つ目は膝屈曲の動診で踵が尻につかない場合、伏臥・膝屈曲左右傾倒運動分析の動診で快方向が分かった場合の操法です。二つ目は、膝を腋窩の方に引かせる動き（カエル足）の操法です。

これらの操体法は、ややコツを要します。まずは、力まずゆっくり試すことが必要です。

**動診**（踵お尻付け）

本人は、リラックスした姿勢で伏臥位になり、両足は伸ばします。腕は両側に自然におきます。操者は伏臥位した本人の両足首を持ち、左右交互に踵を尻に軽く押しつけてみます（図1）。左右どちら側の踵を尻に軽く押しつけたときが快・不快（苦しい・痛い・ももがつる・腰にひびくなど）を感じるか、および左右差を調べます。※Lesson10参照

**操法**（**踵お尻付け**）

踵を尻に軽く押しつけたときに不快を感じた側の膝を伸展させる操法を行います。操者は本人の足首に手を沿え、伸展してくる足に向けて軽く抵抗をかけます。本人が無理のない状態まで膝を伸展したら、操者は本人の足首の動きを止めて、本人にその位置で数秒ほど軽く力をためてから脱力してもらいます。

**動診**（**膝屈曲左右傾倒運動**）

本人は、リラックスした姿勢で伏臥位になります。腕は両側に自然に置きます。操者は伏臥位した本人の両足首を持ち、膝屈曲左右傾倒運動分析の操体法を行いま

図1

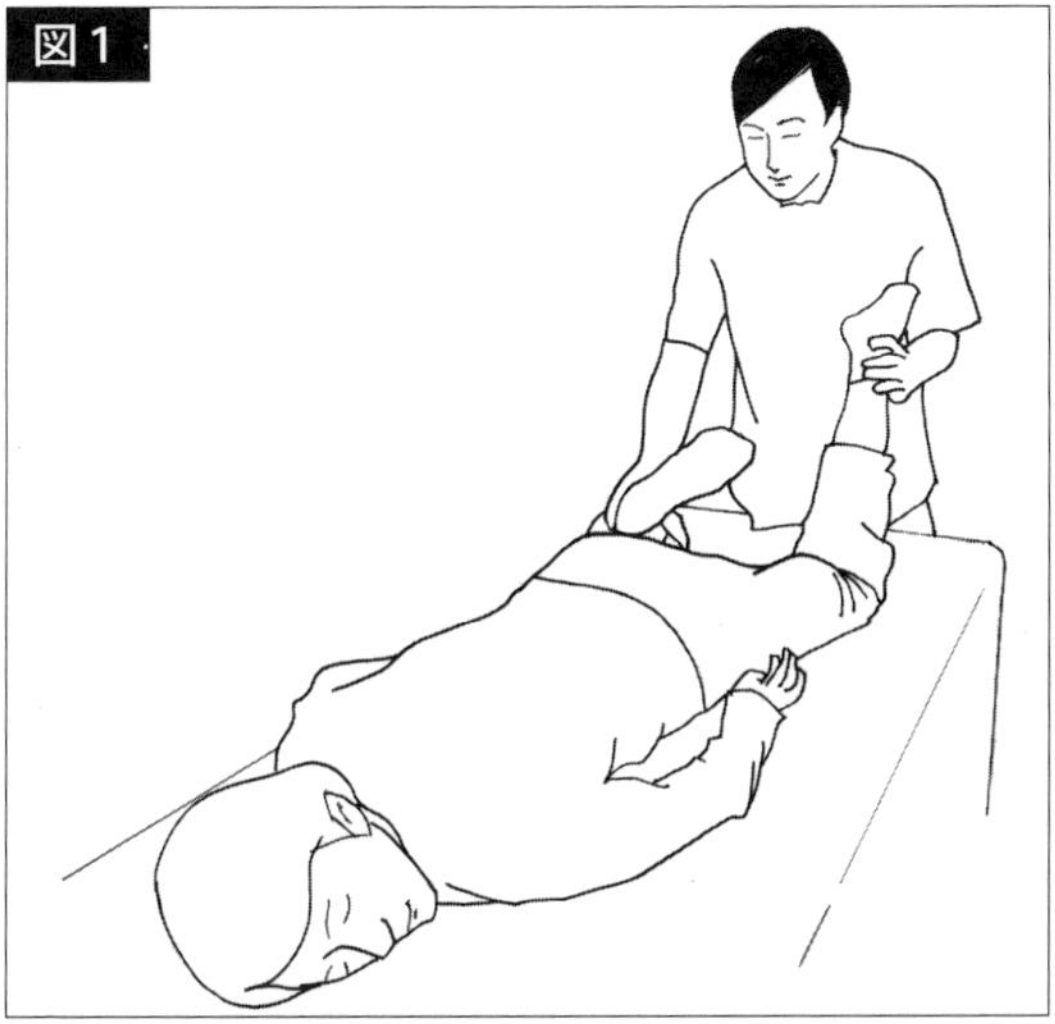

す。膝屈曲のまま、左右にゆっくりと倒して、動かしにくさを調べる運動分析（動診）をします（図2）。腰筋に異常緊張がある場合は左右どちらかに倒しにくいことが多いです。※Lesson11参照

図2

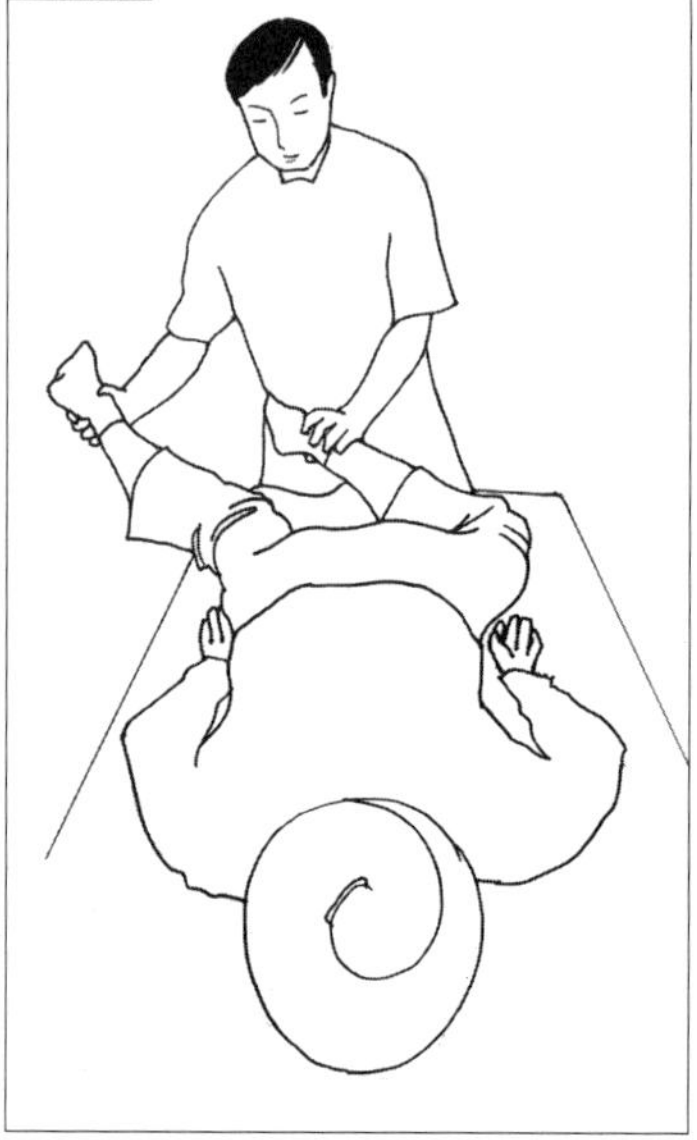

**操法**

例えば、膝屈曲で右足が不快、膝屈曲左右傾倒運動分析で右傾倒側が快である場合、操者は、本人の右足の膝を曲げて、踵を尻に近づけます。左の膝は股関節を中心として床の上を

横から回して脇に引き寄せます。次に、右膝を伸ばしながら、同時に左膝を床の上を横からまわして左脇に引き寄せます。操者は右手で本人の右足首をつかみ支え、本人の右膝を伸ばす動きに対して抵抗を与え、操者の左手で本人の左足首をつかんで、本人の動きに対して抵抗を与えます（図3）。本人は、息を吐きながらゆっくり快適な位置で力を3〜5秒ためた後、脱力します。これを2〜3回くり返します。

## ■膝屈曲腋窩挙上運動（膝を脇の下に上げる＝カエル足）

**動診**

本人は、リラックスした姿勢で伏臥位

図3

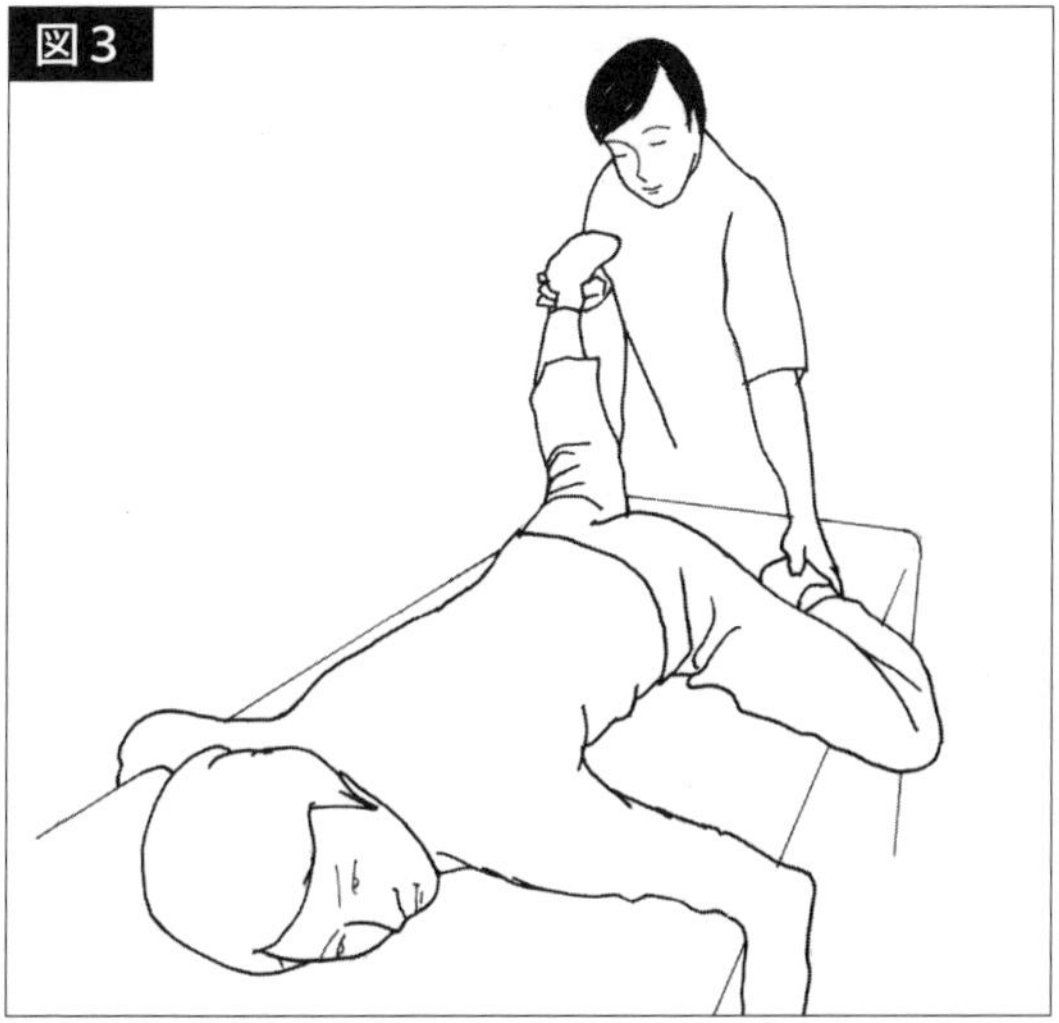

になり、両足は伸ばします。顔はどちらでも向きやすいほうに向けます。腕は両側に自然におきます。本人は、伏臥位姿勢から、左右の膝を交互に股関節を中心として床の上を横から回して脇の方に引き寄せます。膝を上げているお尻が少し床から浮いてきます（図4）。どちらのほうの膝を脇に引き寄せやすいか、快・不快（苦しい・痛い・ももがつる・腰にひびくなど）を感じるか、および左右差を調べます。

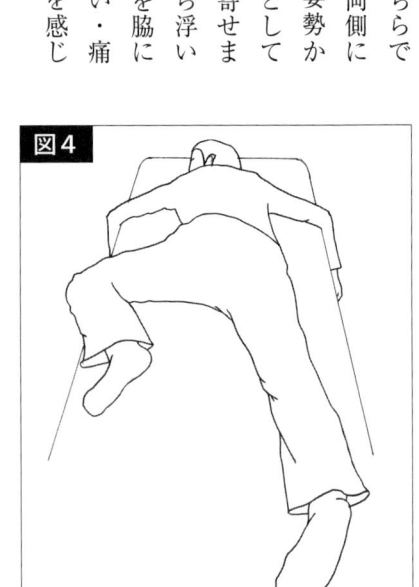

## 操法

例えば、左膝を脇に引き寄せる動きが快の場合、本人は床の上を横からまわして左膝を左脇に引き寄せます。操者は左手で本人の左足首をつかみ支え、本人の動きに対して抵抗を与えます（図5）。本人は、息を吐きながらゆっくり快適な位置で力を3～5秒ためた後、脱力します。これを2～3回くり返します。

図5

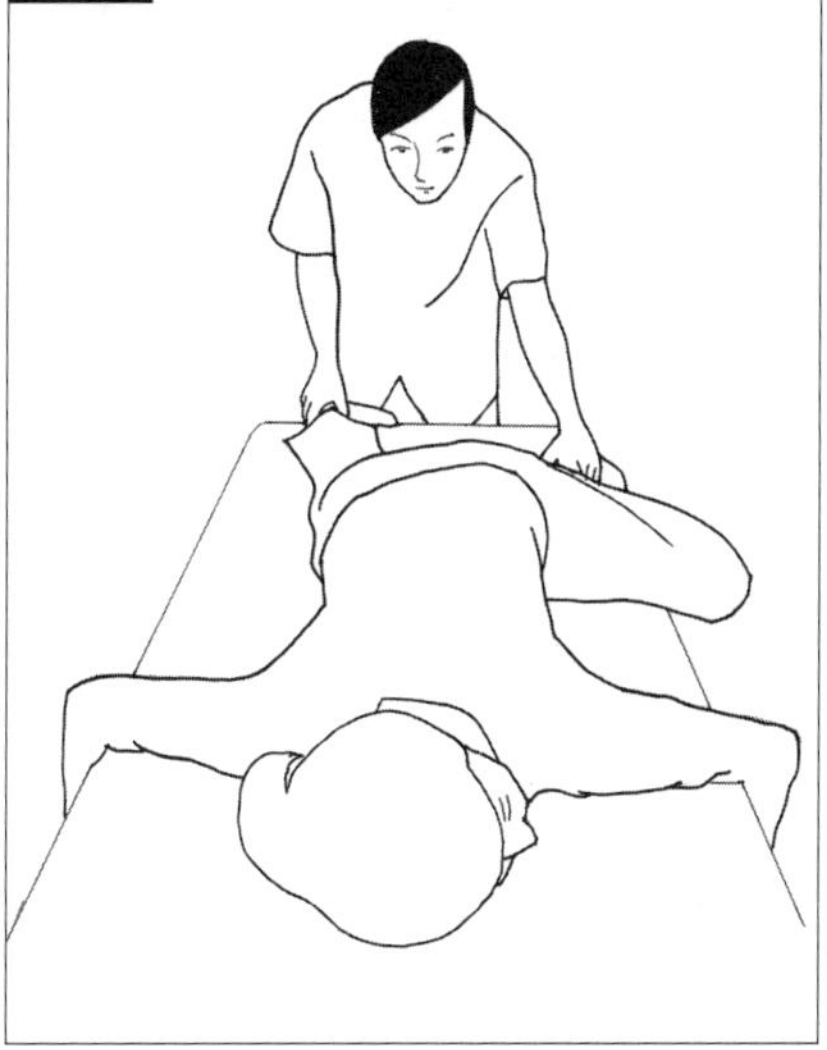

**アドバイス**

本人の動きをよく観察すると、本人が左膝を脇に引き寄せようとすると、この動きに連動して右脚が伸びるようになるのがわかります。そこで、この協調運動を利用して、操者が本人の左足首をつかんで抵抗を与える際、同時に右かかとを軽く抑えて抵抗を与えるようにするとより効果的です。

Lesson
13

# 両膝の左右交互の拳上による運動分析と3種類の操体法

## 腰痛・だるさ、骨盤の左右差異常、大腿部の異常緊張の消去

### 動診

本人はベッドに深く腰かけ、背筋を伸ばし身体の力を抜きます。手のひらを上向きにして大腿部の上に置きます。視線は前方に置きます。その姿勢から、両膝を左右交互に拳上し、快・不快の運動感覚差を調べます（図1）（図2）。

### 操法1－a

例えば右膝拳上運動に不快感覚が確認

図1

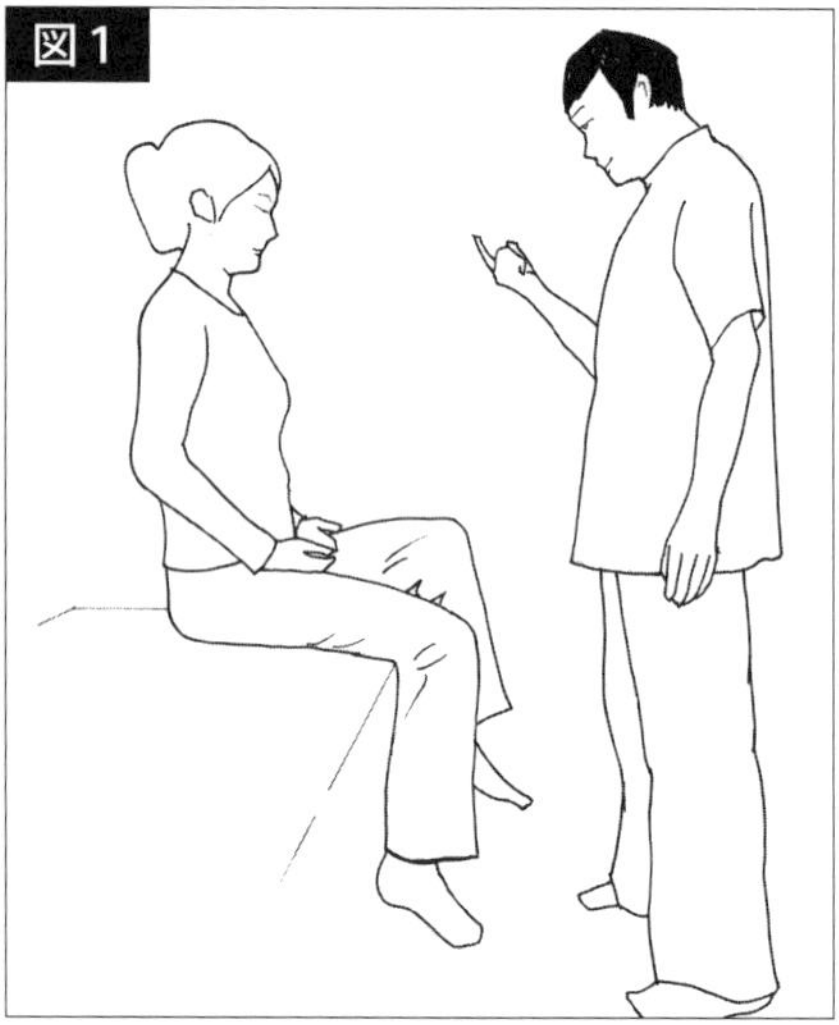

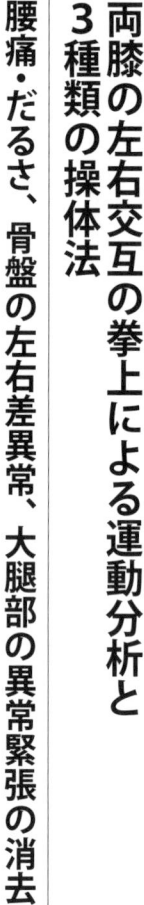

された場合、本人は左膝を挙上します。その際、操者は右手で本人の左膝に軽く抵抗を与えます。快適な位置で3〜5秒間力をためた後、瞬間脱力します。これを2〜3回くり返します（図3）。

## 操法1-b

例えば、左膝挙上運動に不快感覚が確認された場合、本人は右膝を挙上します。その際、操者は本人の右膝をおさえて本人の動きに対して抵抗を与えます。快適な位置で3〜5秒間力をためた後、脱力します。これを2〜3回くり返します（図4）。

図2

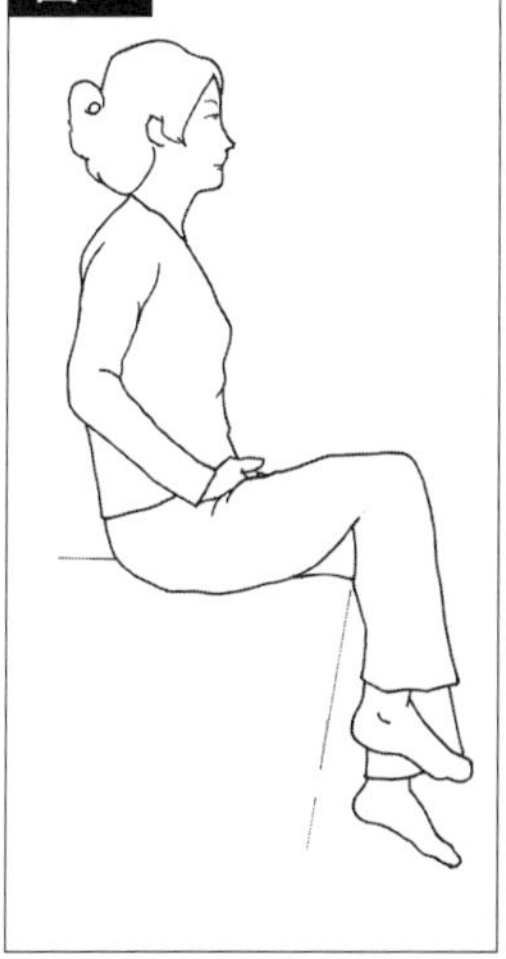

図3

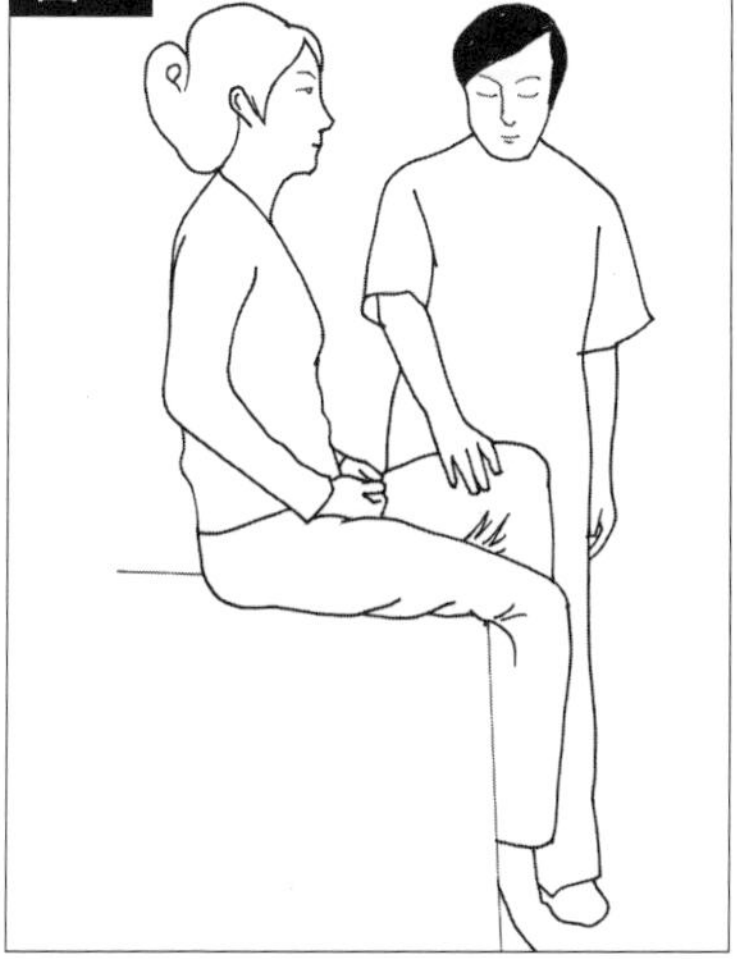

## 操法2

本人は、右膝を持ち上げます。次に右膝を下げながら同時に左膝を持ち上げます。操者は、本人の右膝裏および左膝を手で押さえて本人の動きに対して抵抗を与えます。快適な位置で両者の力を3～5秒ためた後、脱力します。これを2～3回くり返します（図5）。

図4

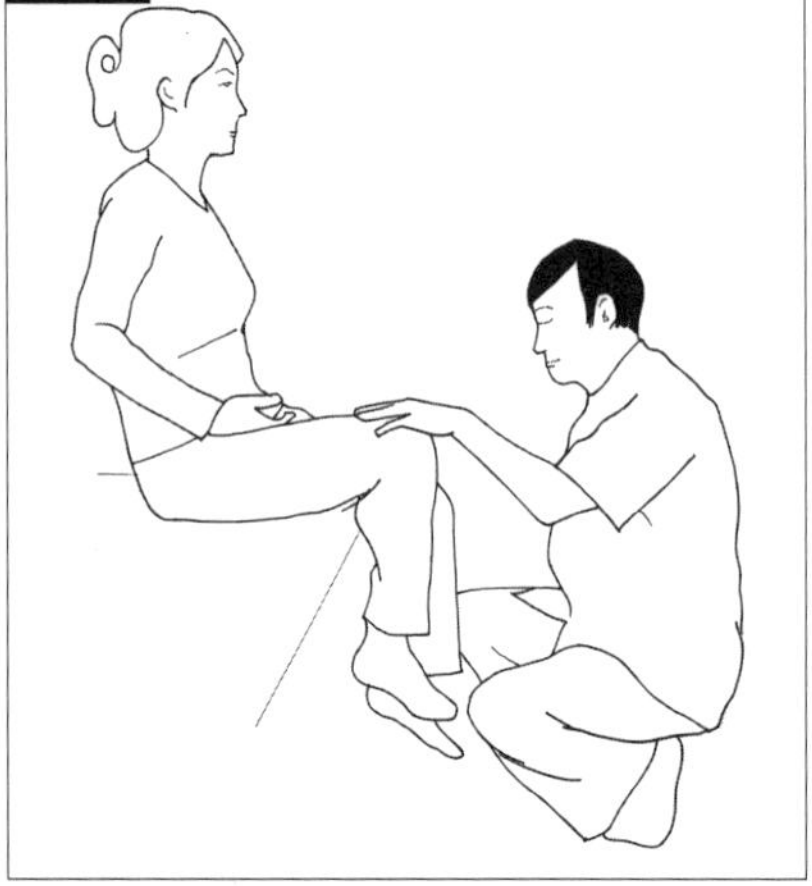

図5

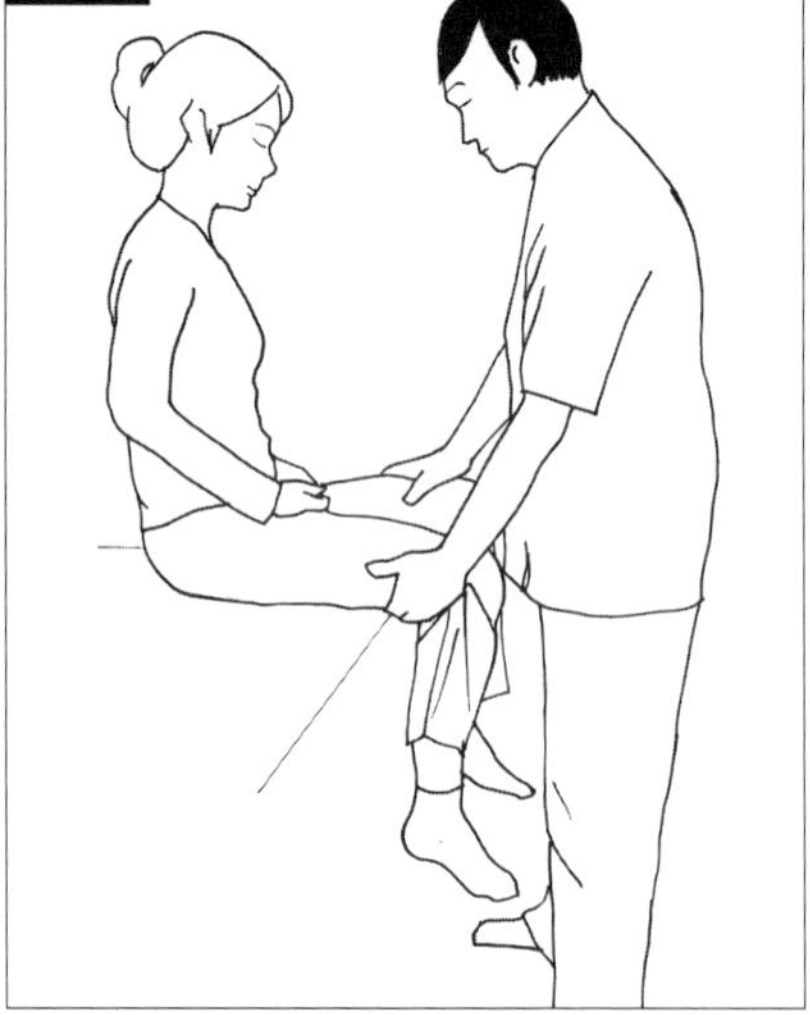

# Lesson 14

## 体幹の左右回旋の運動分析と操体法

### 腰・背部痛・だるさの消去

この操体法は、体幹部の左右のねじりで快・不快の運動感覚差を調べます。

本人は、身体運動にある〝重心移動の法則〟に沿って動くことが必要です。重心移動の法則からはずれた動きをすると効果が半減します。操者はよく本人に説明をして行います。

**動診**

本人は、足が床から離れてブラブラするくらいの高さのベッドに座って両手を頭の後ろで組みます。操者は、本人の背後から本人の両肘をつかみ右または左に捻って快・不快を調べます（図1）。

## 操法

例えば、左への捻りが快の場合、本人は、上体を右から左方向に捻ります。操者は本人の両肘をつかんで本人の動きに対して抵抗を与えます。快適な位置で両者の力を3~5秒ためた後、瞬間的に脱力します。これを2~3回くり返します。この時、操者は、本人に密着して背中に膝をあて、本人の身体の回転軸がズレないようにすると効果的です(図2)。

図1

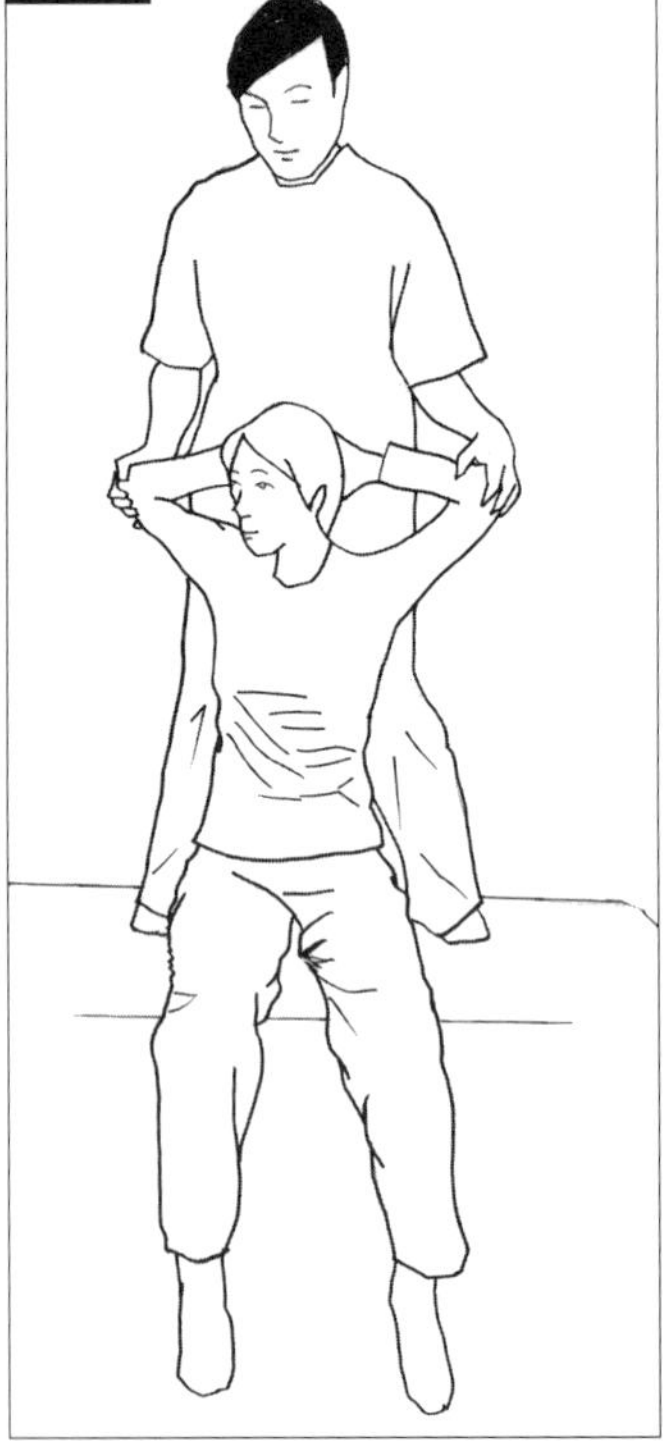

## アドバイス

本人が座るベッドの高さは、足が床から離れてブラブラするくらいの高さで、操体法をします。床に足をつけて捻ると、下半身が固定され、体の連動性が誘発されにくいので、感覚のバランス、動きのバランスも調和されにくいからです。

図2

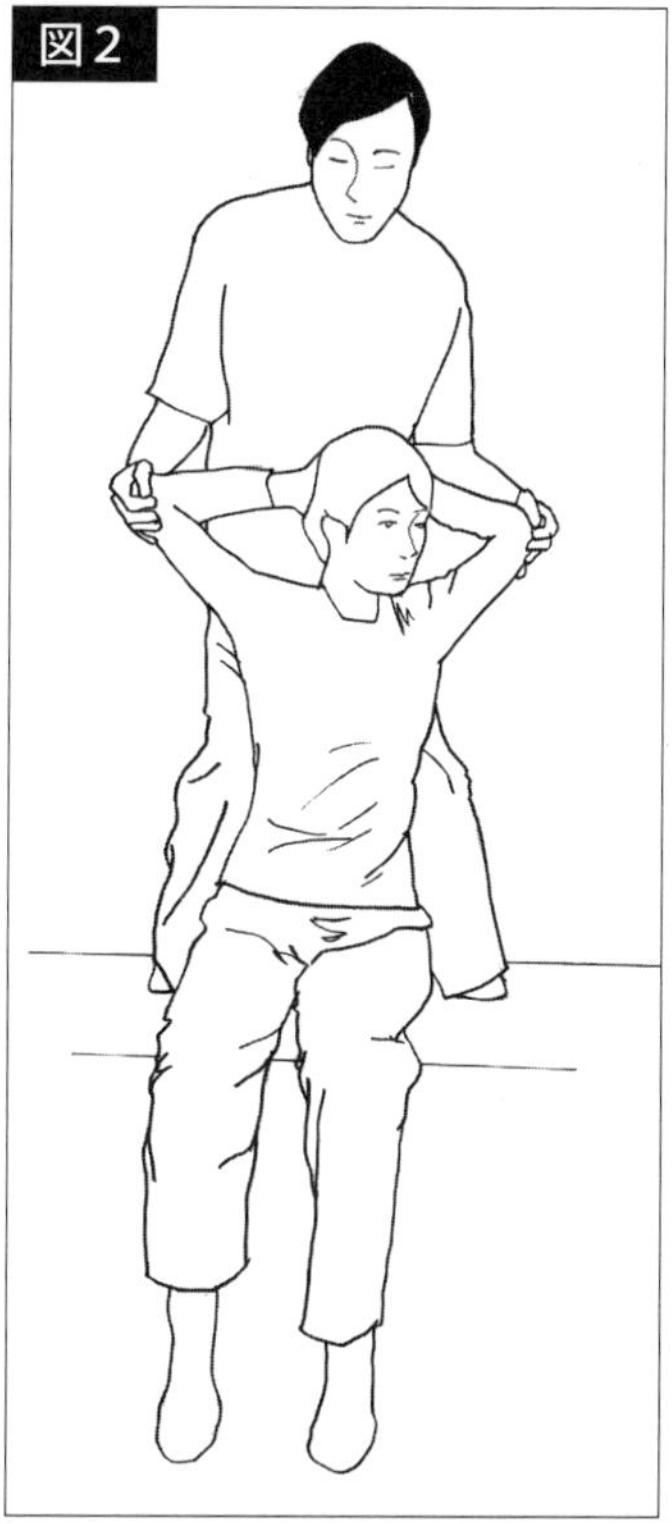

★ポイント：操者は動診時には、膝を本人の背中にあてて背中を支えるような感じで、両手は肘をまわす感じではなく、支えるような動き方をすると安定します。また操体を行うときは、片手の位置を変えると、本人はからだをまわしやすくなります。操者の手・膝の使い方ひとつで、操体の効果もちょっと変化しますから、本人が一番行いやすくなるように工夫してみることです。

Lesson
15

# 体幹の左右屈伸の運動分析と操体法

## 腰痛・だるさ、背部筋緊張の消去

この操体法は、体幹部の左右屈伸で、快・不快の運動感覚差を調べます。Lesson14と同じように、本人は、身体運動にある〝重心移動の法則〟にそって動くことが必要です。本人・操者ともに重心移動の法則に注意します。

### 動診

足が床から離れてブラブラするくらい

図1

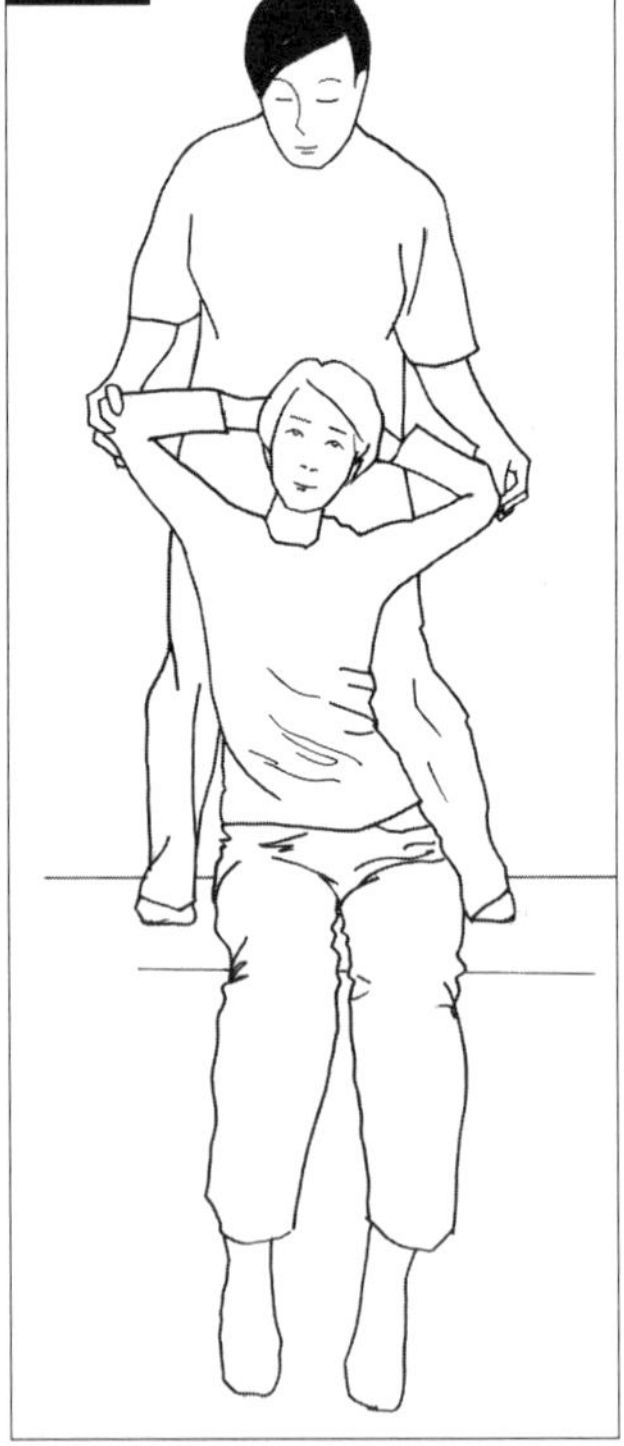

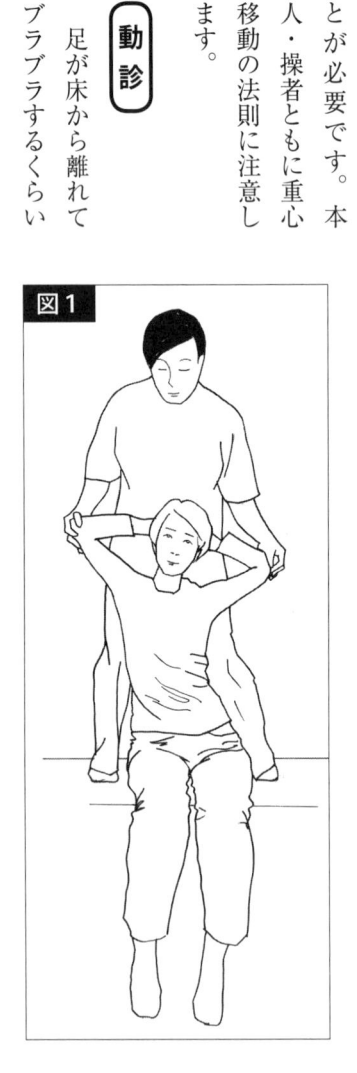

の高さのベッドに座って両手を頭の後ろで組みます。操者は、本人の背後から本人の両肘をつかみ上体を右または左にスライド(平行移動)させて快・不快を調べます(図1)。

## 操法

例えば、左にスライド(平行移動)が快の場合、本人は、上体を右から左にスライド(平行移動)させます。操者は、本人の両膝をつかんで本人の動きに対して抵抗を与えます。快適な位置で両者の力を3~5秒ためた後、瞬間的に脱力します。これを2~3回くり返します。この時、操者は、本人に密着して背中に膝をあて、本人のからだのスライド(平行移動)がズレないようにすると効果的です(図2)。

図2

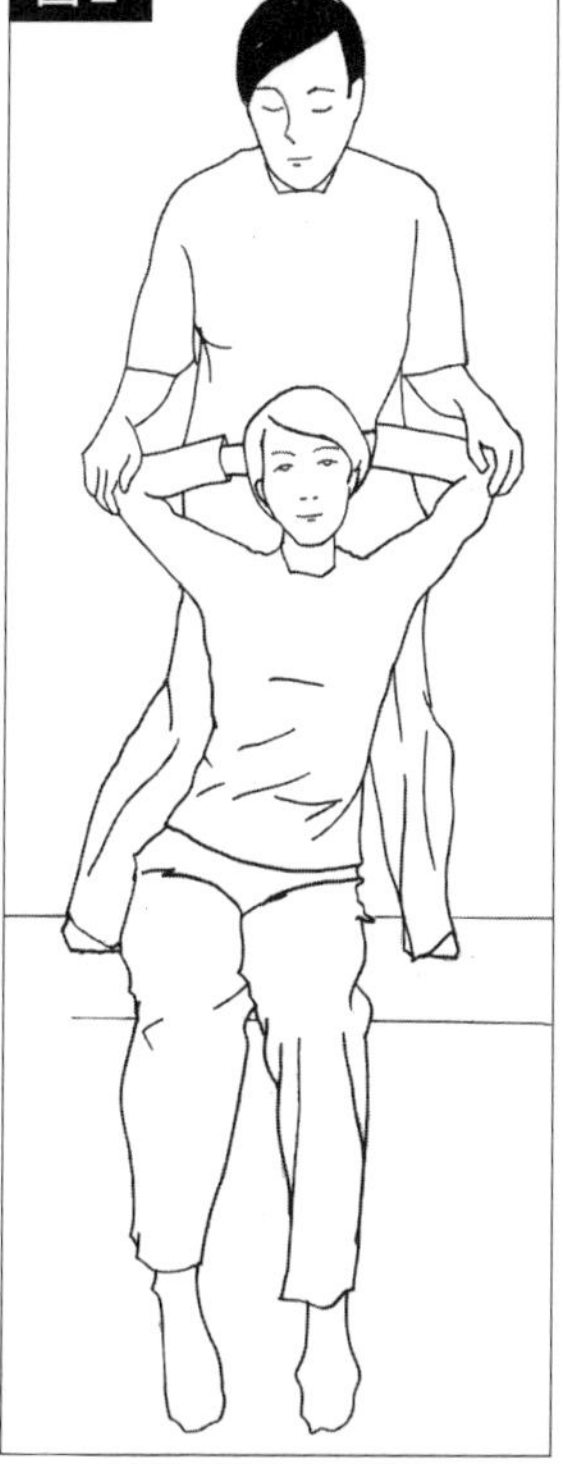

Lesson
16

# 体幹前屈の操体法
## 腰・背部痛・だるさの消去、低血圧症、消化器系症状の軽減、腰曲がりの改善

**操法**

本人は、足が床から離れてブラブラするくらいの高さのベッドに座ります。

操者は背後から、両ひざを本人の腰、または本人の訴える不快部位（腰部）に両膝をあてて、両手を本人の肩にかけます（図1）。

本人は両手を合掌し床に下ろすようにして、上体を前方下方向に

図1

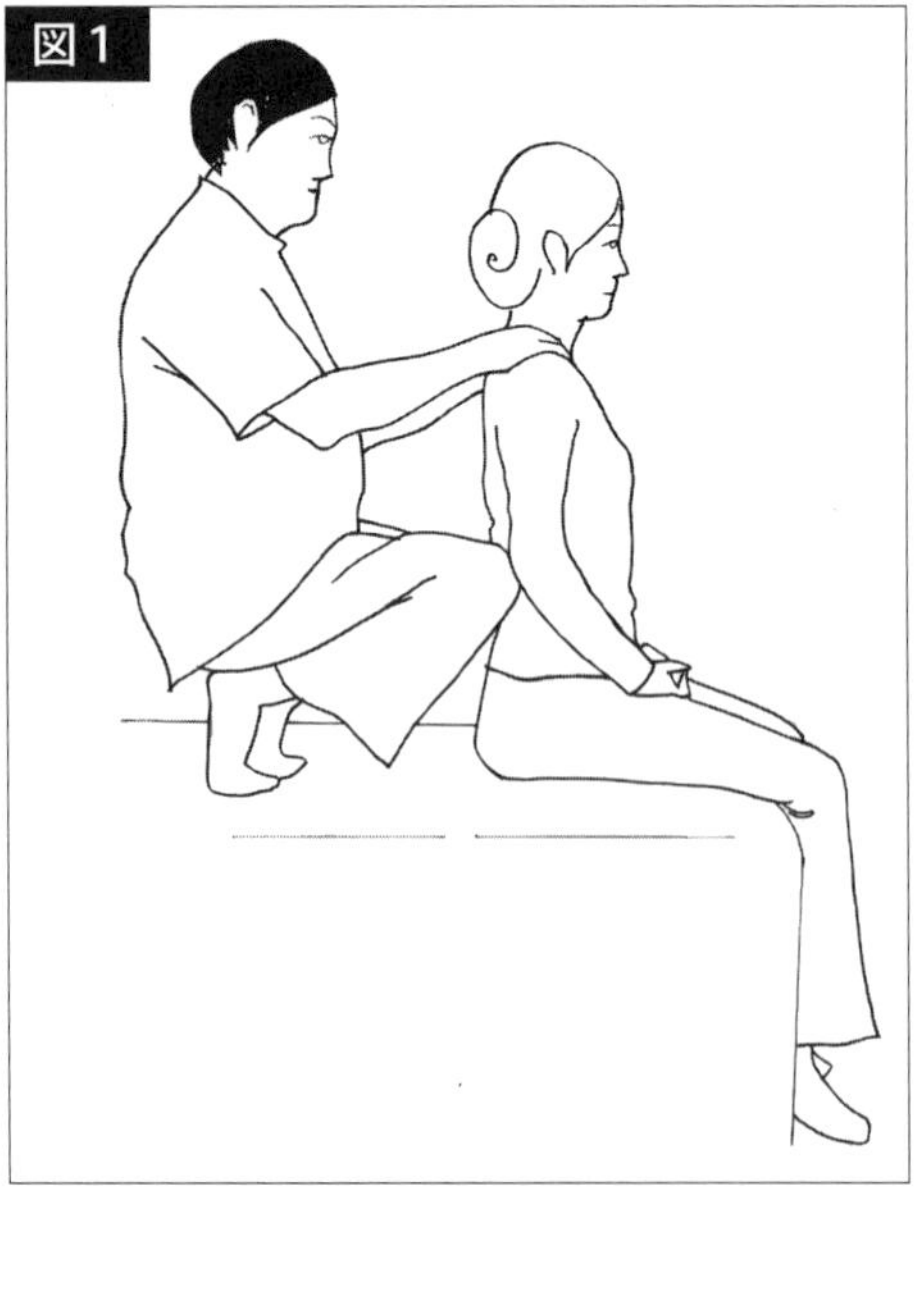

深く倒します。

操者は、本人の上体が前方下方向に倒れる動きに対して抵抗を与えます（図2）。

快適な位置で3～5秒ためた後、瞬間的に脱力します。これを2～3回くり返します。

**アドバイス**

合掌して腕を伸ばすと、動きが安定します。

操者の両膝を反作用支持点に用いると第五胸椎からの前傾が可能となります。脊柱の生理的湾曲修復に用います。

図2

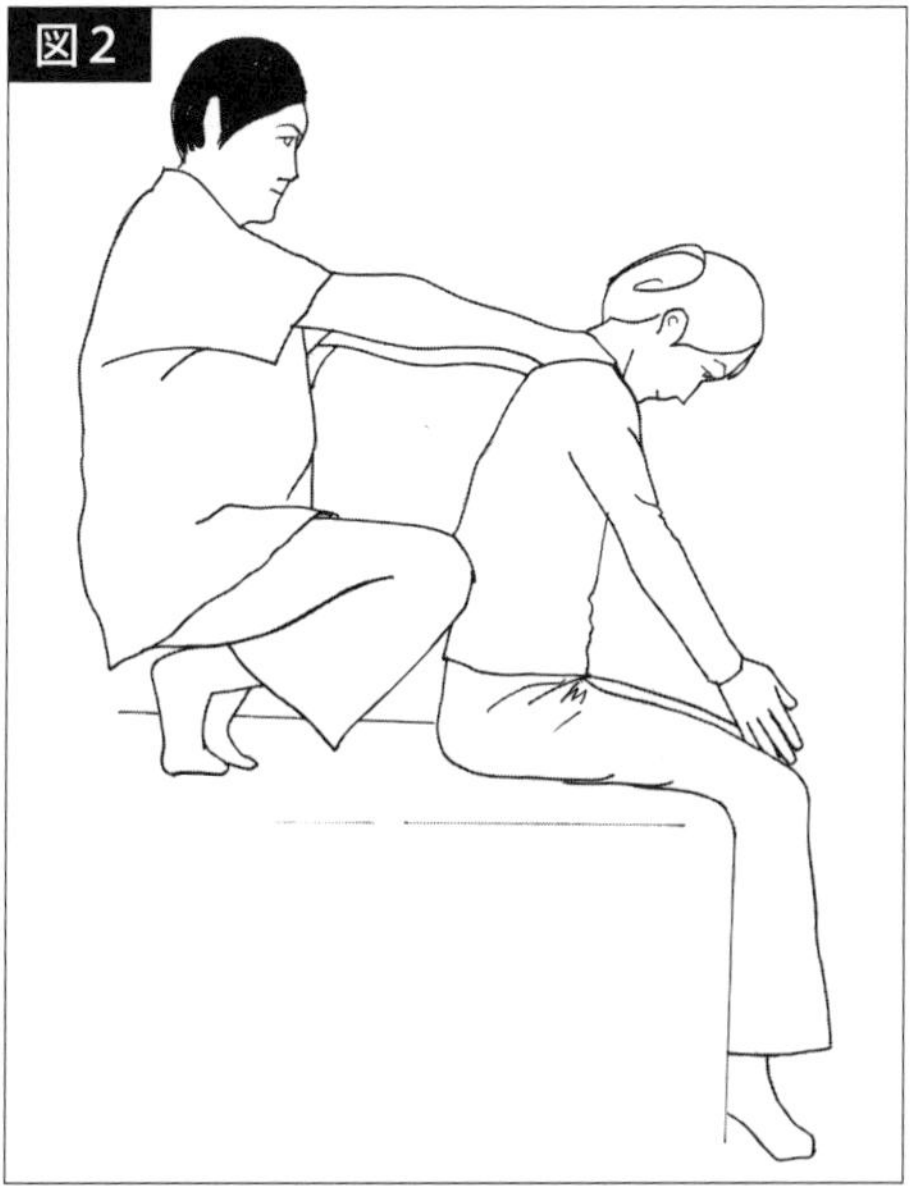

Lesson
17

# 体幹伸展の操体法

## 腰・背部痛・だるさ、頸部筋緊張、頭痛、頭重の消去、腰の湾曲の改善

### 操法

本人は、足が床から離れてブラブラするくらいの高さのベッドに座って両手甲を両膝に乗せます（図1）。

操者は背後から、本人の頭頂部をおさえます。

図1

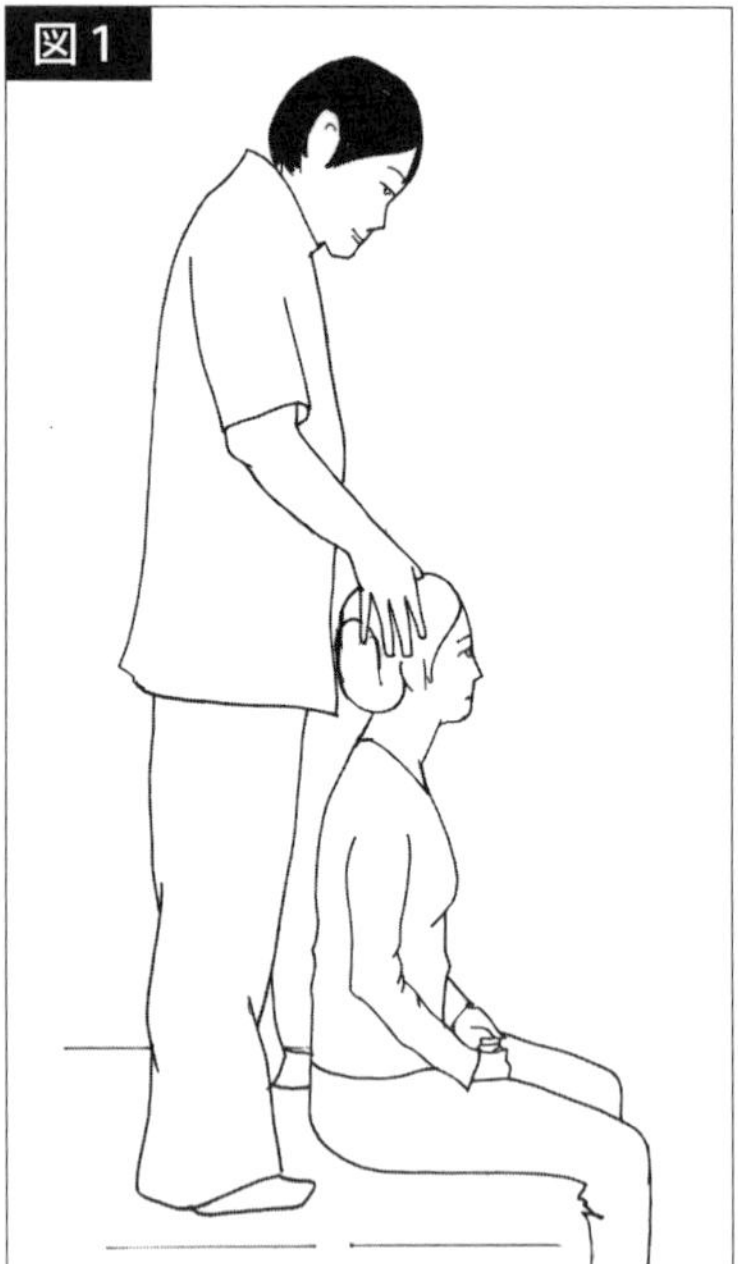

本人は、座った状態で顎を引き、背筋を伸ばすようにして、頭を上にせりあげます。
操者は、本人の頭頂部をおさえて、本人の動きに対して抵抗を与えます。快適な位置で力を3～5秒ためた後、脱力します。これを2～3回くり返します（図2）。

図2

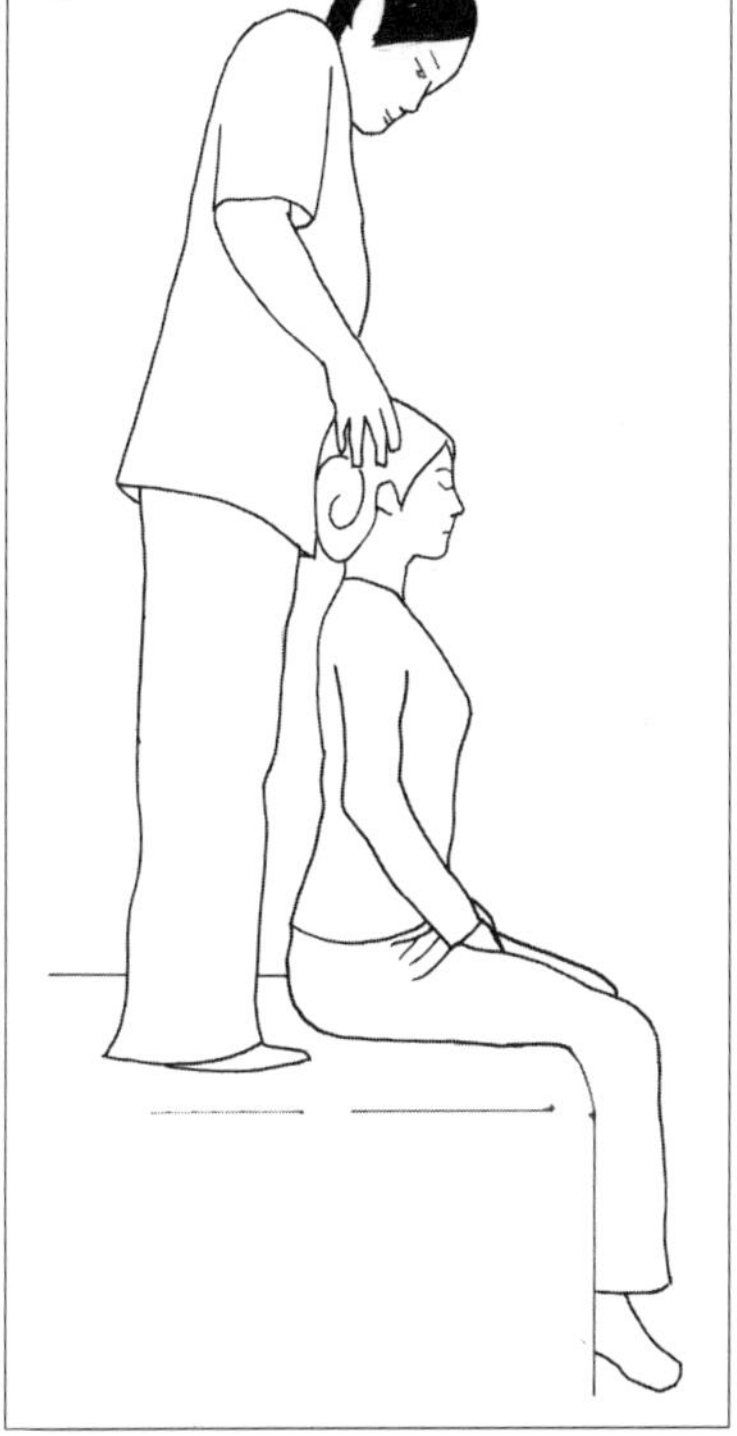

**アドバイス**

操者は頭上に抵抗点を求めます。脊柱の生理的湾曲修復に用います。

Lesson
18

# 座位での体幹左右廻旋の運動分析と操体法

## 腰痛・だるさ、背部筋緊張の消去

### 動診

本人はベッドに正坐し、背筋を伸ばし、身体の力を抜きます。手のひらを上向きにして大腿部の上に置きます。視線は前方に置きます。操者は本人の後ろに立ちます。操者は、本人の背後から本人の両肩に手をかけ、右または左方向に捻って快・不快を調べます（図1）。

図1

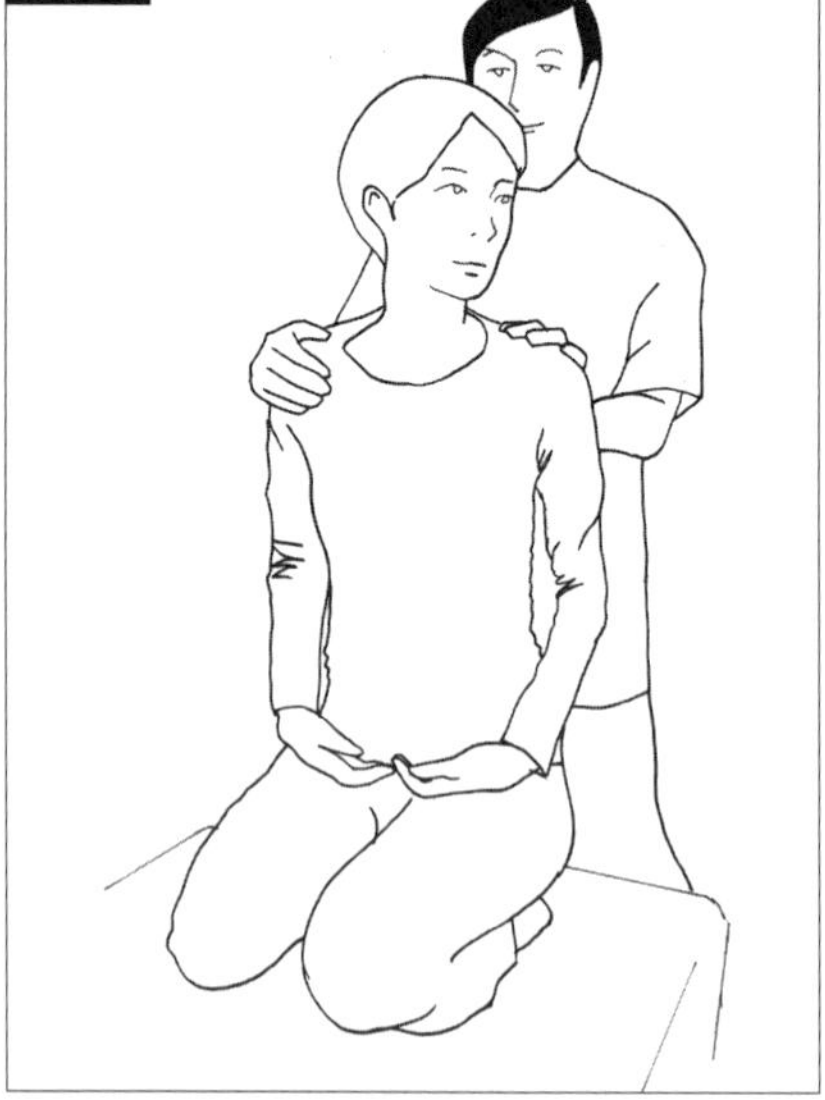

## 操法

例えば、左方向に捻ると快の場合、本人は、上体を右から左方向に捻ります。操者は本人の両肩をつかんで本人の動きに対して抵抗を与えます（図2）。

快適な位置で両者の力を3～5秒ためた後、瞬間的に脱力します。これを2～3回くり返します。この時、操者は、本人の肩に手をあて、本人の体の回転軸がズレないようにすると更に効果的です。

図2

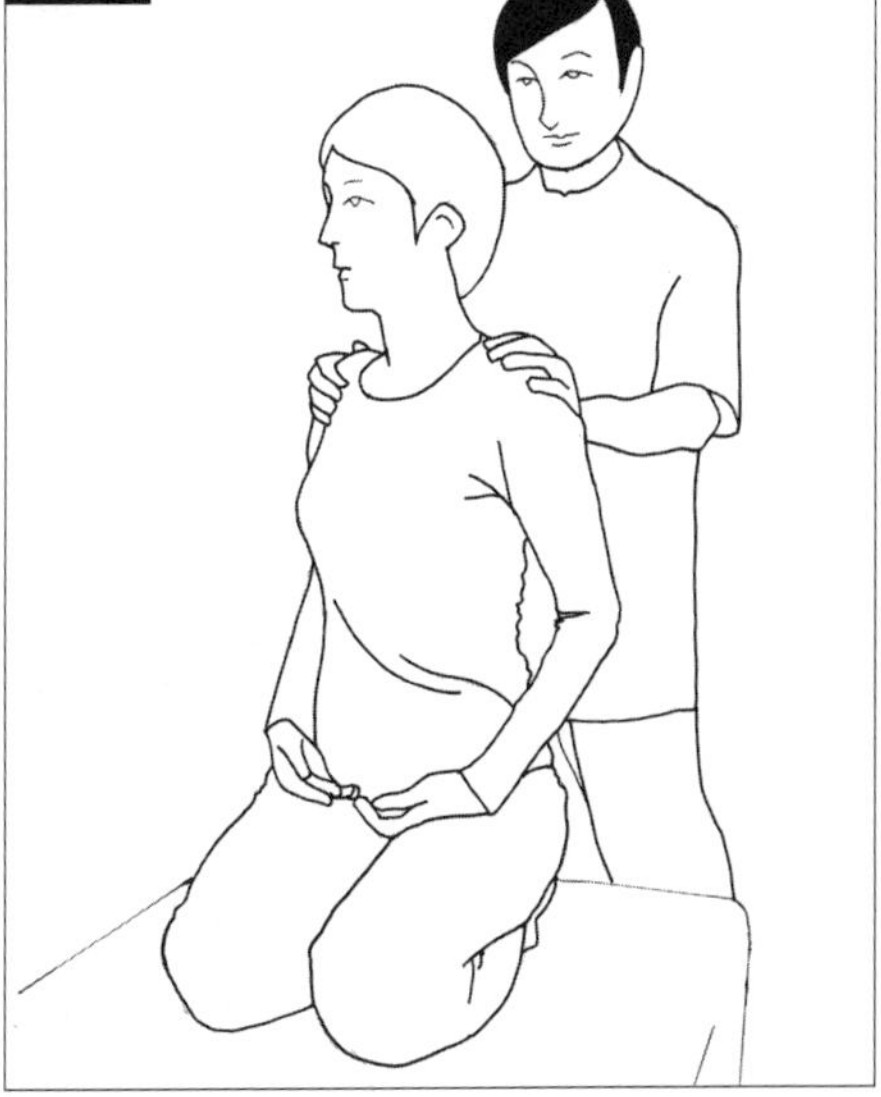

## アドバイス

正坐位は両坐骨が土踏まずにスポッとはまって腰椎がまっすぐに立つのが正常です。

**コメント**

坐ってする操体（Lesson14〜17参照）を、正坐位形態に変換したものであり、動き方に差異はありません。ただし、坐ってする操体（足底が床面につかずブラブラする状態）と正坐位の体幹捻りでは、下腿の自由性と連動性が異なるために操体効果には差が生じる場合があります。

## Lesson 19

# 踵伸ばしの運動分析の操体法

## 脚・腰の痛み、だるさの消去

**姿勢**

本人はリラックスした姿勢で仰臥位になり、足はそろえないで、腰幅か肩幅に拡げます。腕は両側に自然に置くか、両手を軽くお腹の上に置きます。

**動診**

本人は踵を片方ずつ足の裏の方向にゆっくり静かに押し出すように伸ばします。反対側も同じように動かしてみて左右の感覚を比べてみます。気持ちよくやりやすいか、伸ばしやすいか、痛い・苦しい・伸ばしにくいといった快・不快を調べます（図1）。

## ひとり操体の操法

例として、右踵押しが快で左踵押しが不快とします。この場合本人は、右踵を息を吐きながらゆっくりと押し出すように伸ばします（図2）。快適な位置で3～5秒ためた後に瞬間脱力します。これを2～3回くり返します。もう一度、動診をして左右同じか確認します。

★ポイント：踵の伸びにともなって全身が連動して動くように意識します。

図1

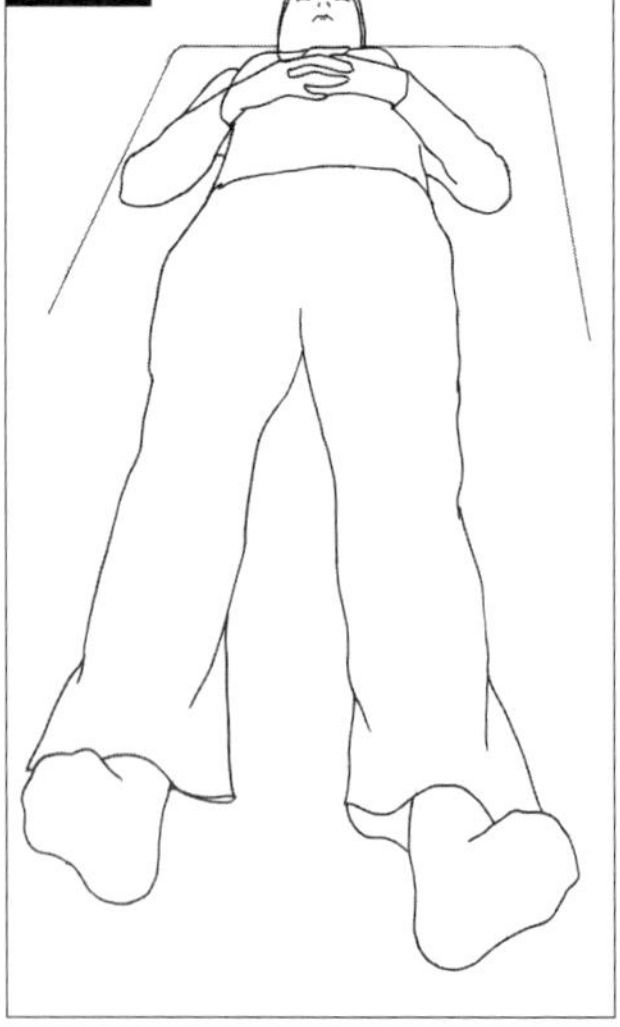

図2

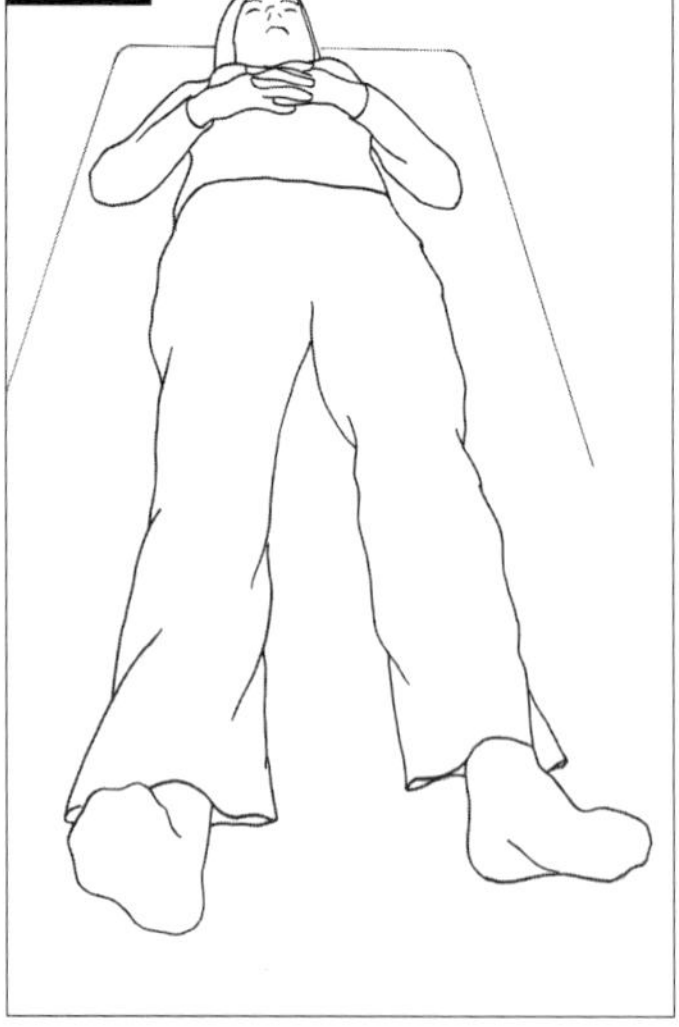

## 二人操体の操法

例として、右踵押しが快で左踵押しが不快とします（図2）。

この場合本人は、右踵をゆっくりと押し出すように伸ばします。操者は押し出された方の足裏に左手の手のひらで軽く抵抗をかけます。右手は、右足首を軽く掴んで支えます。快適な位置で3～5秒ためた後に瞬間脱力します（図3）。

これを2～3回くり返します。

もう一度、動診をして左右同じか確認します。

## アドバイス

本人の動きを観察すると、片方の脚の伸

図3

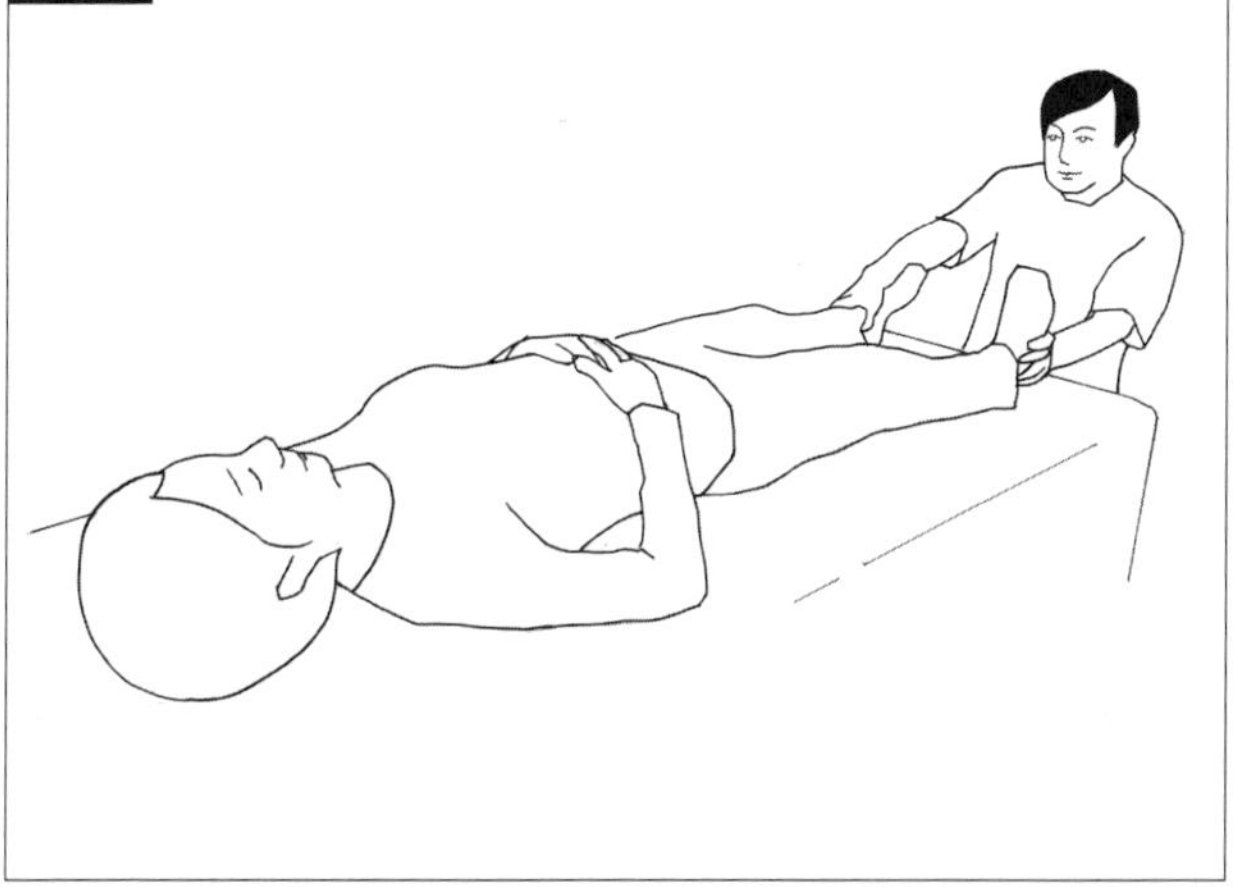

ばしと反対の脚の縮めが連動しているのがわかります。

★ポイント：踵の伸びにともなって足首、膝、腰、上半身へと、全身が連動して動くように意識します。

# Lesson 20

# 大腿外側面の外転筋の圧痛の消去、両膝を左右に閉じる操体法

## 股関節痛や大腿部痛、坐骨神経痛の改善

**姿勢**

本人はリラックスした姿勢で仰臥位になり、両足を軽く腰幅か肩幅に開いて伸ばすか、両膝を90度~100度くらいに軽く曲げて立てます。

腕は両側に自然に置くか、両手を軽くお腹の上に置きます。

操者は本人の足の方に位置します。

**触診**

操者は、本人の大腿外側面の外転筋の圧痛（大腿部外側の中央付近の部位）を触診して圧痛の有無を調べます。人によって痛みの程度は異なります。

## 操法

本人は、まず両膝を開けるところまで開きます（図1）。次にそこから両膝をゆっくりと閉じます。操者は、本人の両膝内側に手をあてて、本人の動きに対して抵抗を与えます（図2）。快適な位置で両者の力を3～5秒ためた後、本人に脱力させます。これを2～3回くり返します。圧痛のある筋緊張やこりは軽減・消失します。

## アドバイス

大腿外側面中央（腸脛靭帯と大腿二頭筋の間）ツボでいうと風市（ふうし：直立して腕を下げ、手のひらを大腿部の外側につけたとき、中指の先端が当たるところ）

図1

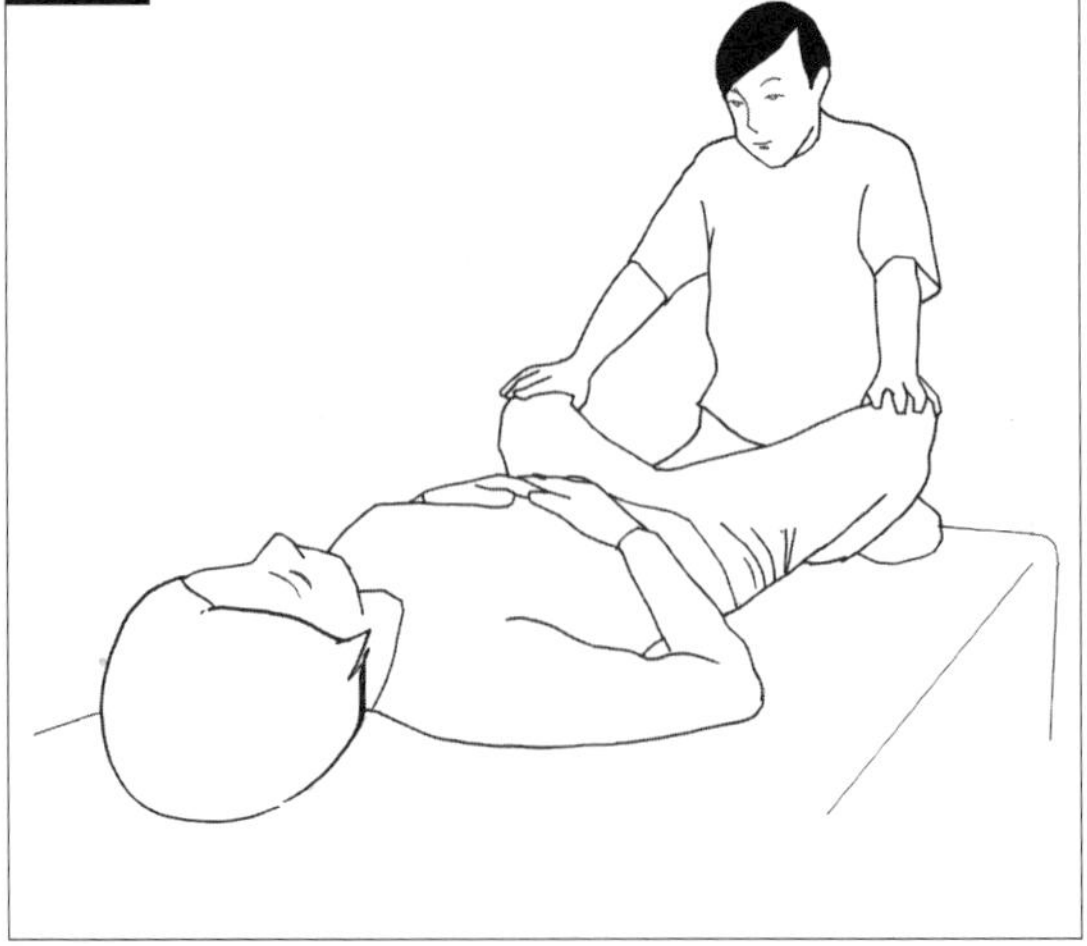

の場所に圧痛がある場合があります。ちなみに風市は、耳鳴り・難聴の特効ツボと言われています。

図2

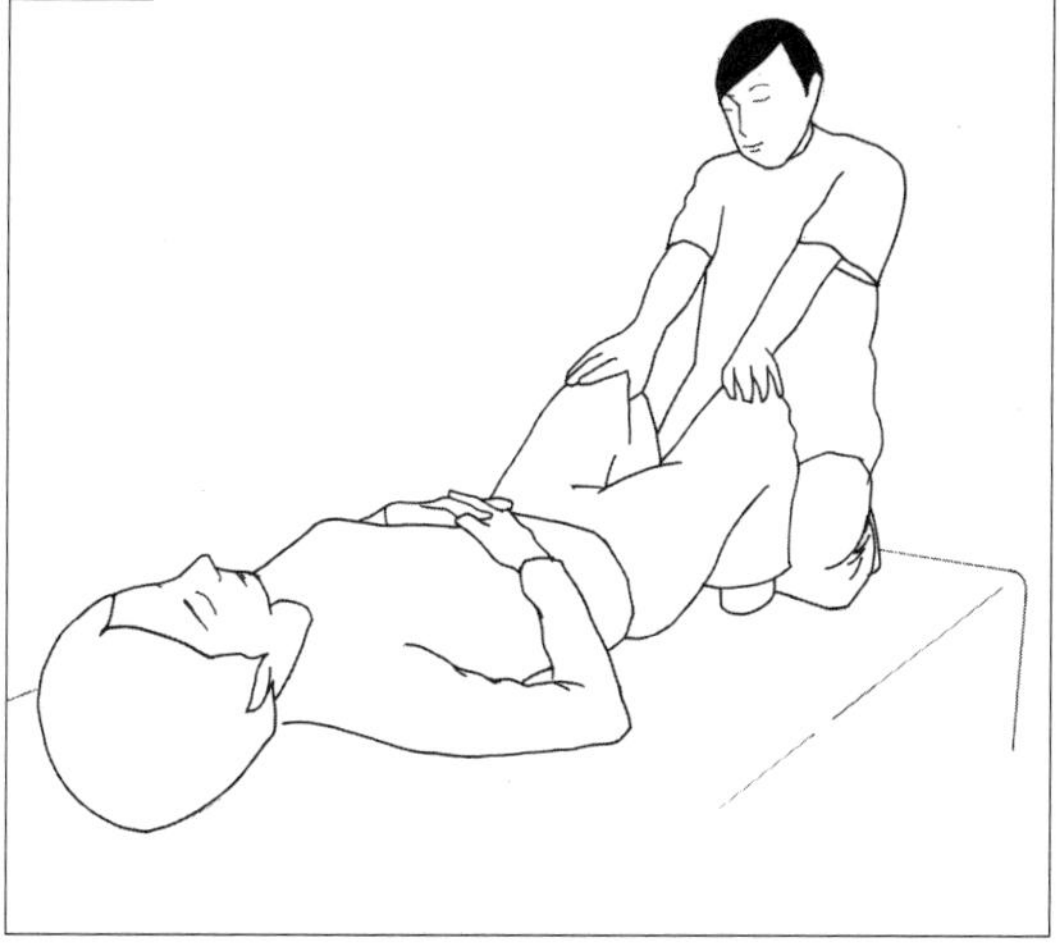

Lesson
21

# 左右足首の4つの操体法
## 足首・脚・腰背部・肩・首の痛み解消

### ■第1の操体法

左右足首を、内または外に捻る操体法です。

**動診**

本人はベッドに深く腰かけ、背筋を伸ばし体の力を抜きます。手のひらを上向きにして、大腿部の上に置きます。視線は前方に置きます。その姿勢から、操者は、本人の左つま先（第3足趾）と踵を結ぶ線を軸として内または外に捻って、快・不快の運動感覚差を調べます（図1・2）（同様に右足首の動診も行います）。

## 操法

例えば、右足のつま先（第3足趾）と踵を結ぶ線を軸として外に捻って、快だとします。

本人は右足のつま先（第3足趾）と踵を結ぶ線を軸として内から外に捻ります。

その際、操者は左手で本人のつま先を軽くつかみ本人の動きに対して抵抗を与えます。快適な位置で3～5秒間力をためた後、瞬間脱力します。これを2～3回くり返します（図3）。

図1

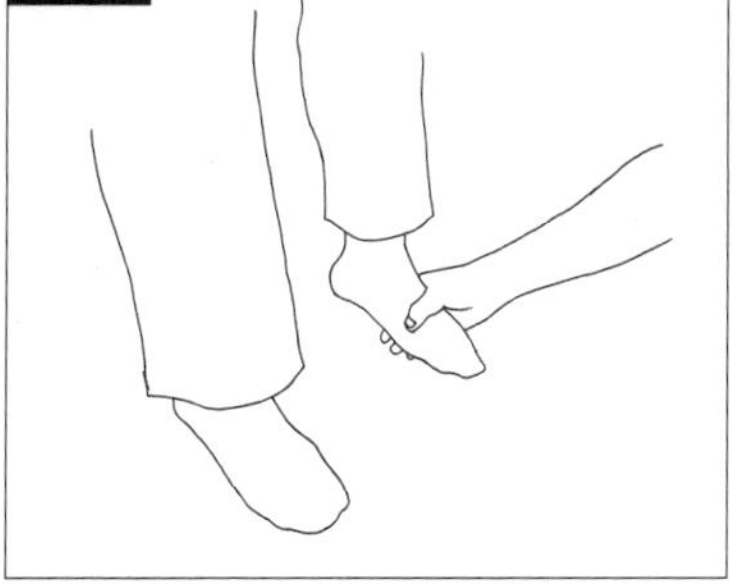

図2

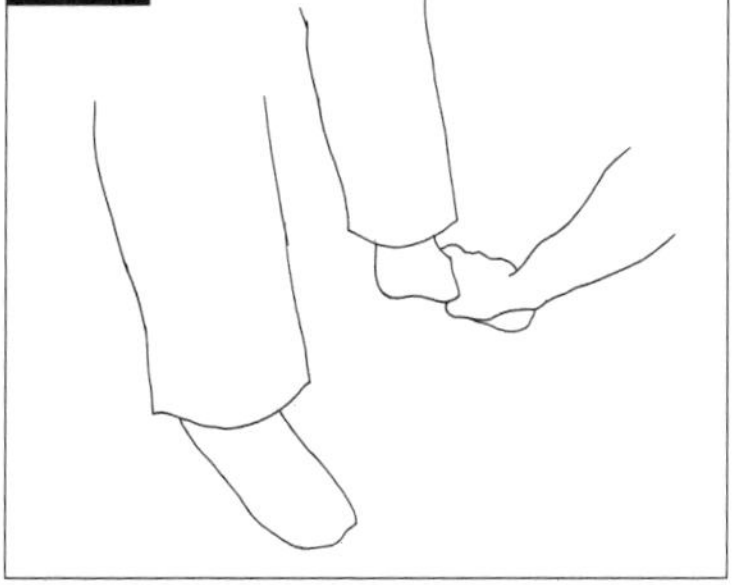

図3

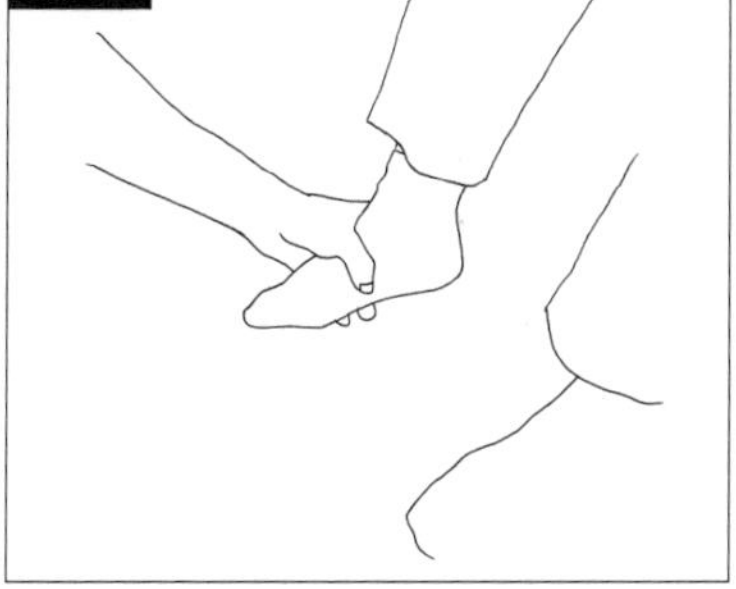

## ■第2の操体法

左右足首を、内または外に回旋する操体法です。

**動診**

操者は、本人の左足の踵およびつま先に手をかけます。操者の左手は、本人の踵をつかみ、右手はつま先をつかみます。踵を中心としてつま先を内または外にまわして、快・不快の運動感覚差を調べます（図4・5）（同様に右足首の動診を行います）。

**操法**

例えば、本人は左足の踵を中心として、つま先を外にまわして、快だとします。

本人は左足の踵を中心としてつま先を外にまわします。

その際、操者の左手は本人の踵をつかみ、右手はつま先をつかみ本人の動きに対して抵抗を与えます。快適な位置で3～5秒間力をためた後、瞬間脱力します。これを2～3回くり返します（図6）。

図4

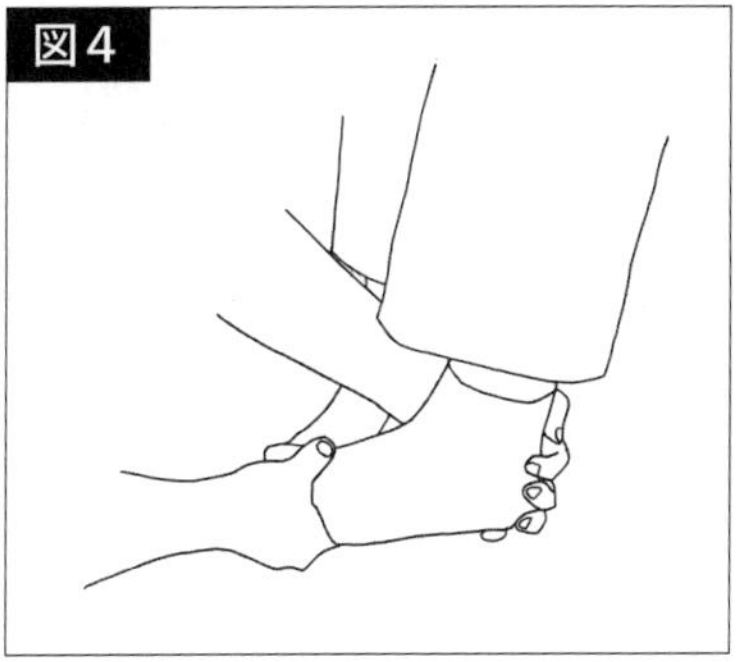

図5

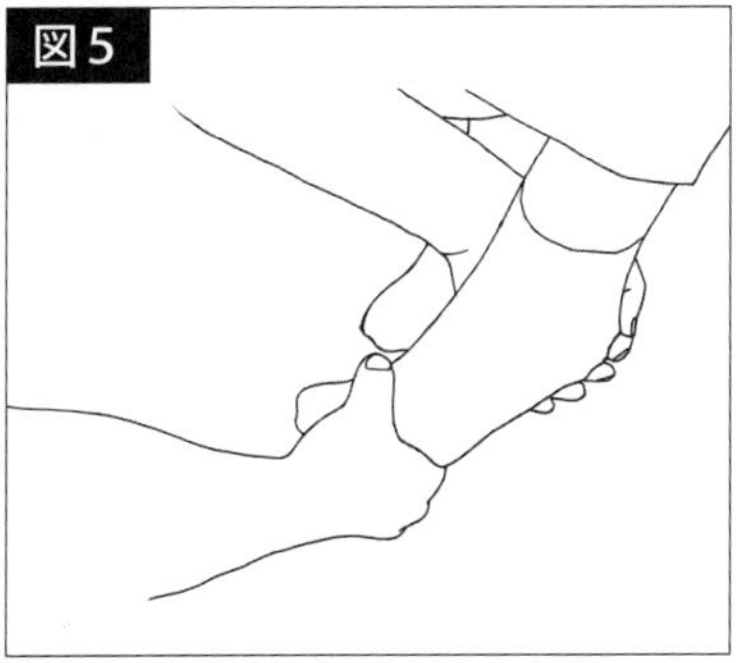

図6

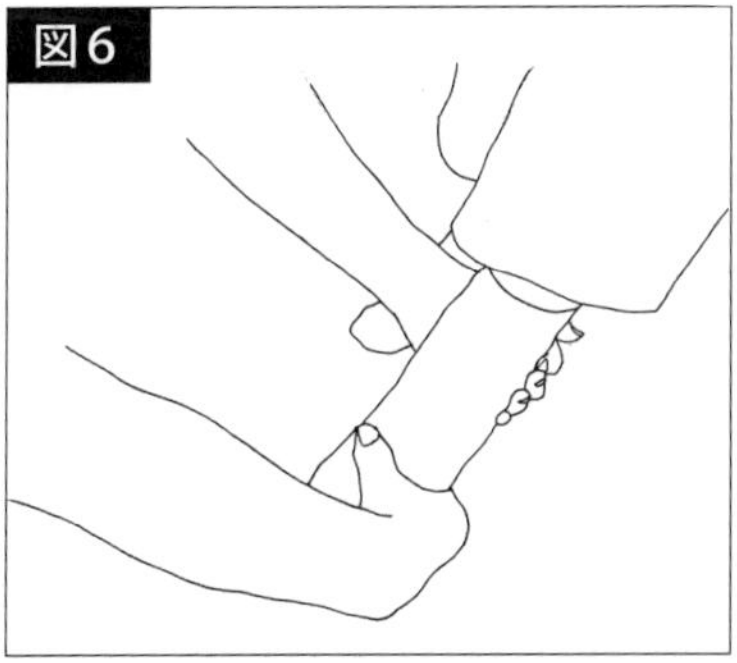

## ■第3の操体法

左右足首を、背屈または底屈する操体法です。

**動診**

操者は、本人の右足の踵およびつま先に手をかけます。操者の右手は、本人のかかとをつかみ、左手はつま先をつかみます。踵を支点としてつま先を持ち上げたり（足首を曲げる・背屈）、つま先をおろしたりして（足首を伸ばす・底屈）、快・不快の運動感覚差を調べます（図7・8）（同様に左足首の動診も行います）。

**操法**

例えば、右足の踵を支点としてつま先を上から下におろす（足首を伸ばす）のが、快だとします。

本人は右足の踵を支点としてつま先を上から下におろし（足首を伸ばす）ます。

その際、操者の左手は本人の踵をつかみ、右手はつま先にあて本人の動きに対して抵抗を与えます。快適な位置で3～5秒間力をためた後、瞬間脱力します。これを2～3回くり返します（図9）。

図7

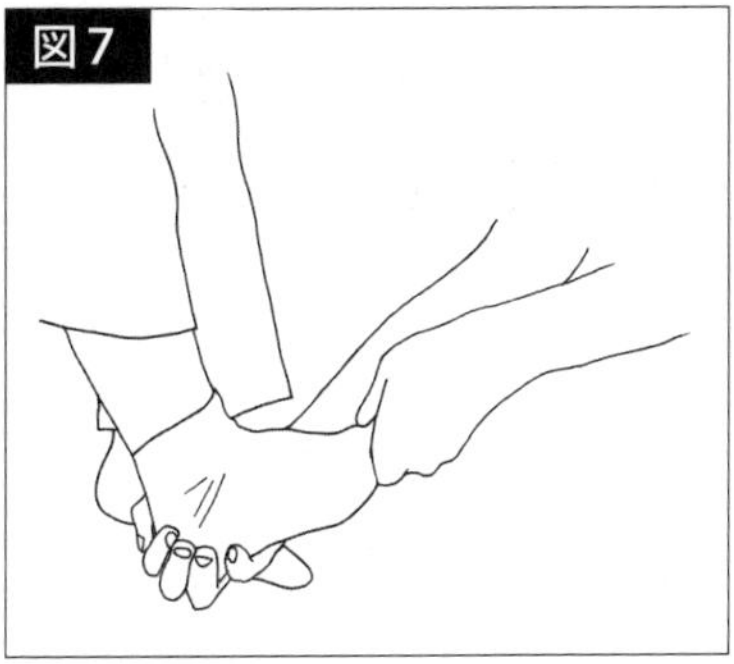

図8

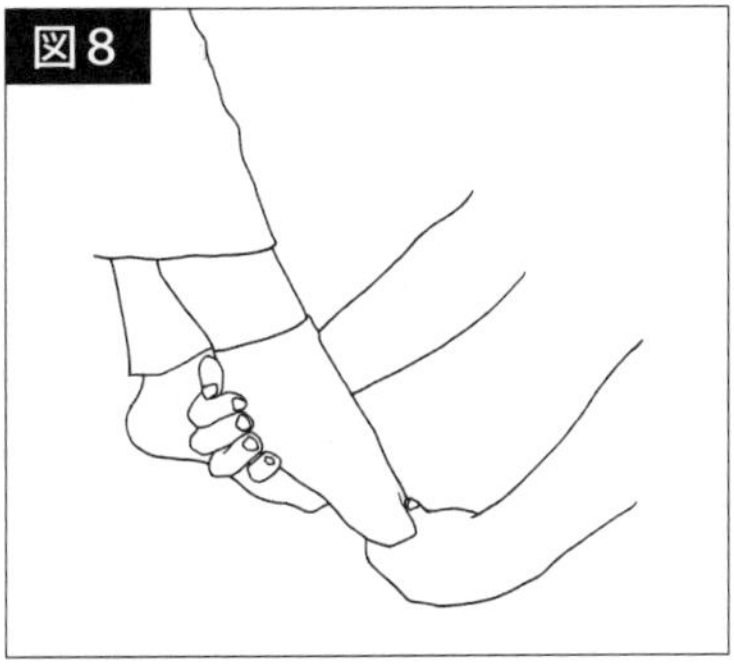

図9

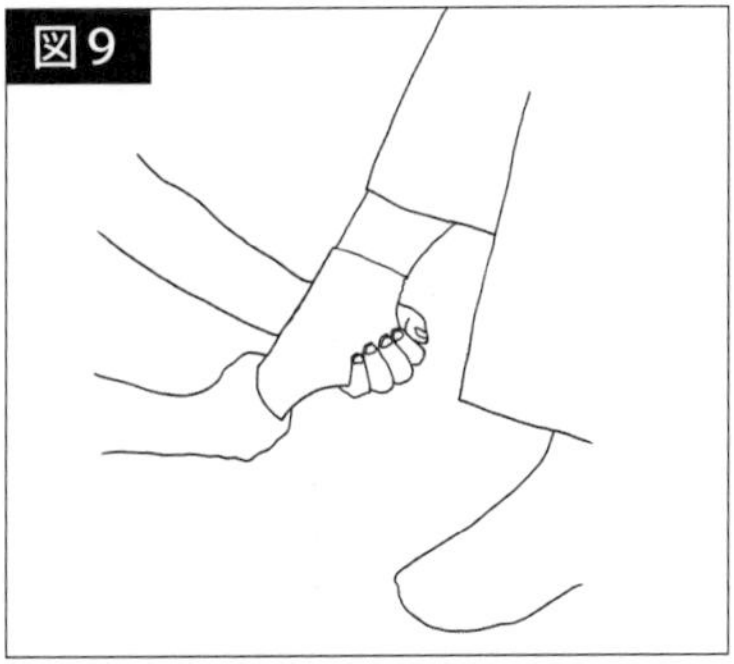

## ■第4の操体法

左右足首を、内または外に回旋する操体法です。

**動診**

操者は、本人の両足をそろえて、操者の左手は本人の両踵をつかみ、右手は両つま先をつかみ、右または左にまわして快・不快の運動感覚差を調べます（図10・11）。

**操法**

例えば、右側に回すのが、快だとします。

本人は、両足をそろえて両踵、および両つま先を左から右にまわします。その際、操者の左手は、本人の踵をつかみ、右手はつま先をつかみ、本人の動きに対して抵抗を与えます。快適な位置で3～5秒間力をためた後、瞬間脱力します。これを2～3回くり返します（図12）。

図10

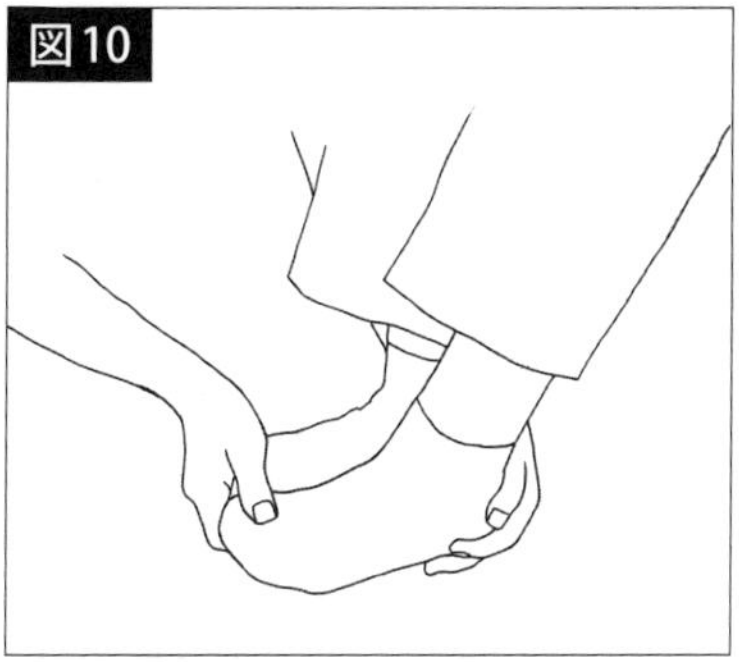

図11

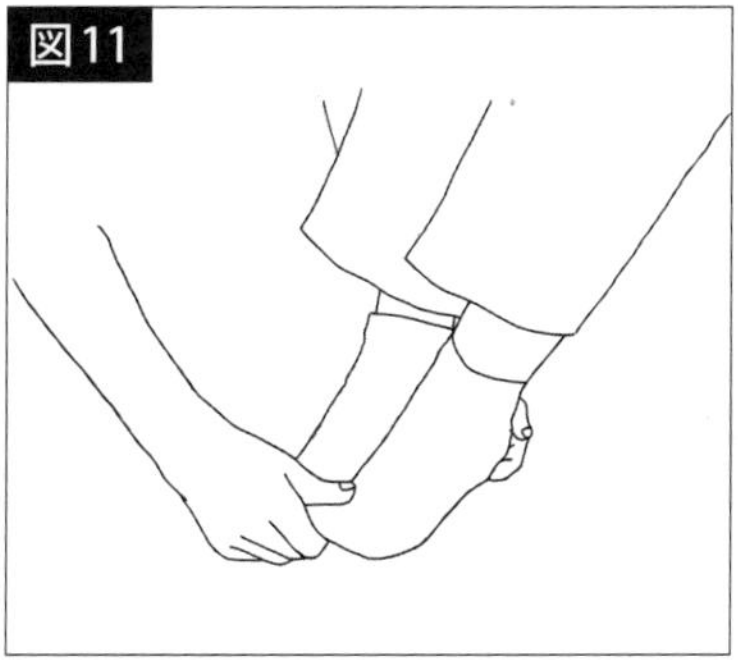

図12

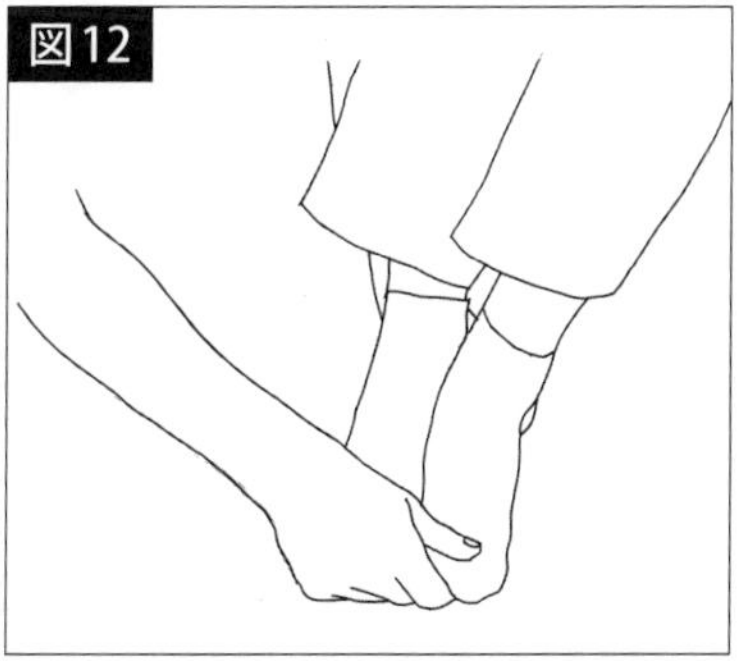

# Lesson 22

# 頚部の回旋の操体法

## 頭・顔の症状・首の痛み・コリの解消
## 肩・腕の痛み・しびれの解消

**姿勢**

本人は、リラックスした姿勢で仰臥位になり、両足は伸ばします。

腕は両側に自然に置くか、両手を軽くお腹の上に置きます。

操者は本人の左の頬から顎に手をあてます。

**動診**

本人は、仰臥して身体を伸ばし、足を腰

図1

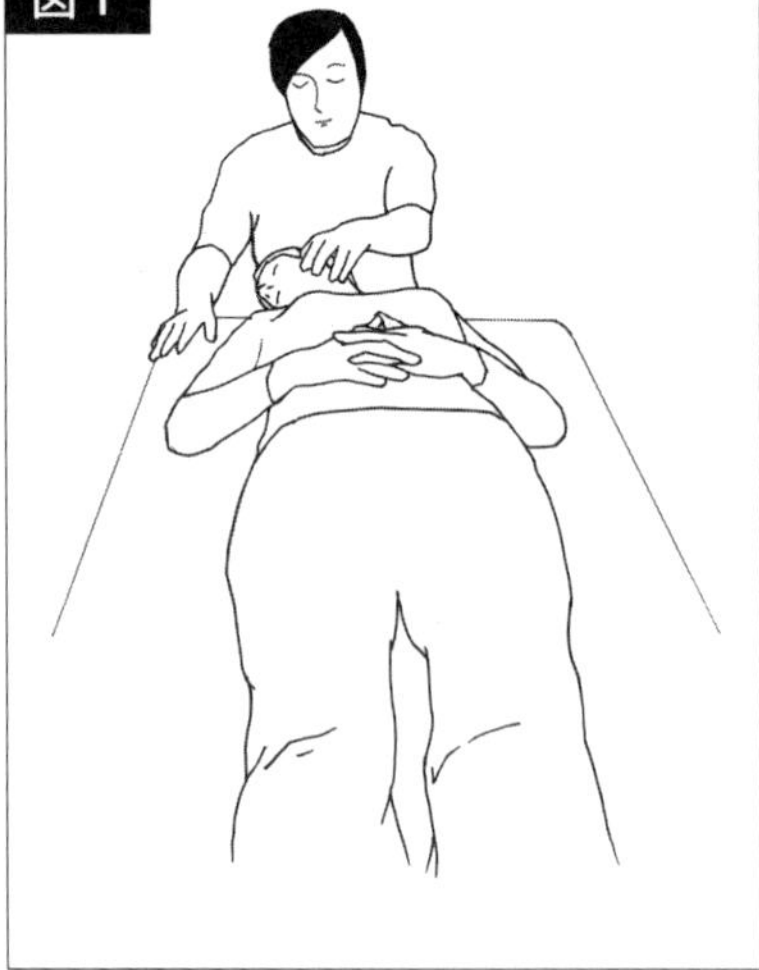

幅に開きます。操者は本人の頭の側から、本人に顔を右向き、または、左向きにゆっくりと捻って快・不快の左右差を調べるように指示します（図1）（図2）。

## 操法

例えば、右向きが快の場合、本人は、顔を左向きから右向きに捻ります。操者は、本人の右の頬から顎に手をあてて、本人の動きに対して軽く抵抗を与えます（図3）。

本人は快適な位置で3～5秒間のためをつくった後に、瞬間脱力します。脱力後、3～5秒そのままの姿勢で、呼吸を整えます。これを2～3回くり返します。

図2

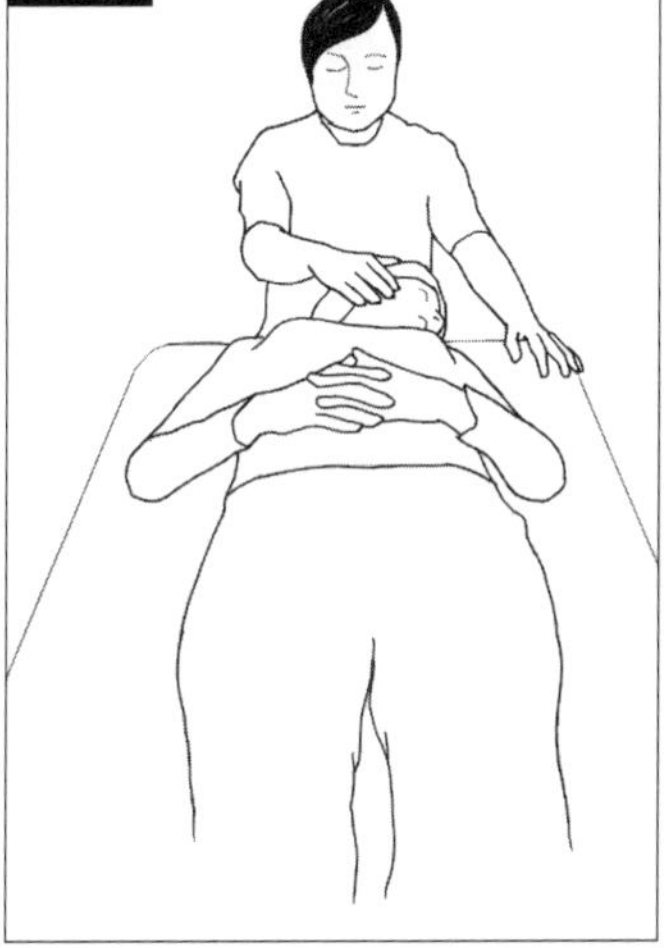

図3

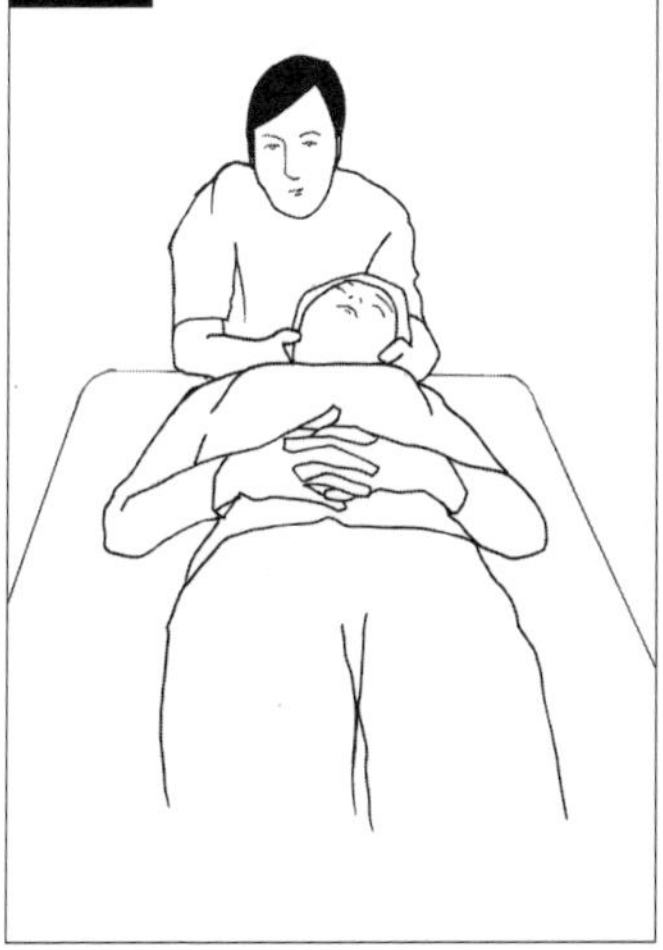

Lesson 23

# 頚部の側屈の操体法

## 頭・顔の症状・首の痛み・コリの解消
## 肩・腕の痛み・しびれの解消

**姿勢**

本人は、リラックスした姿勢で仰臥位になり、両足は伸ばします。

腕は両側に自然に置くか、両手を軽くお腹の上に置きます。

操者は本人の頭頂部から側頭部を包み込むように手をあてます。

**動診**

本人は、仰臥して身体を伸ばし、足を

図4

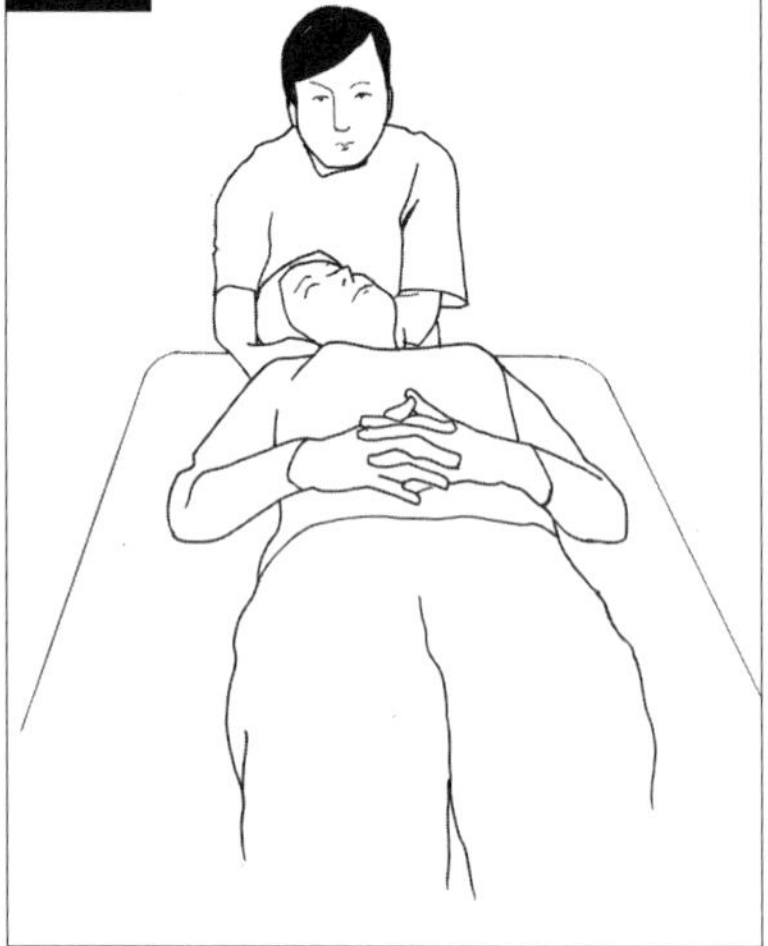

腰幅に開きます。操者は本人の頭の側から本人が頭を右または左に倒し快・不快の左右差を調べるように指示します（図4）（図5）。

**操法**

例えば、左倒しが快の場合、本人は、頭を右から左に倒します。操者は、本人の頭頂部からやや左側頭部に手をあてて、本人の動きに対して抵抗を与えます（図6）。

本人は快適な位置で3～5秒間のためをつくった後に、瞬間脱力します。脱力後、3～5秒そのままの姿勢で、呼吸を整えます。これを2～3回くり返します。

図5

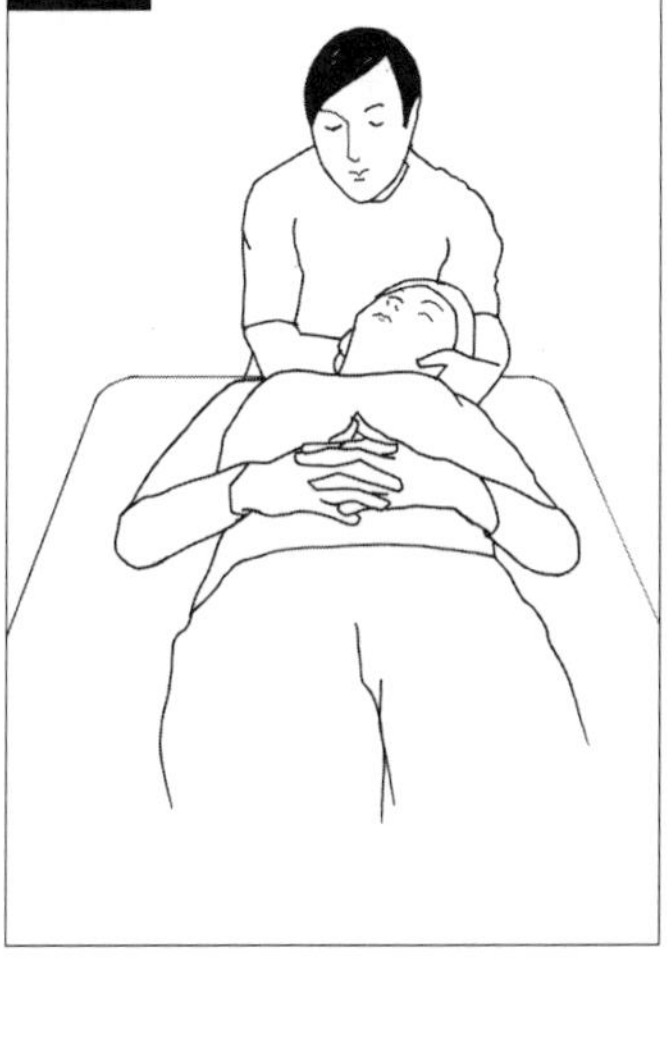

図6

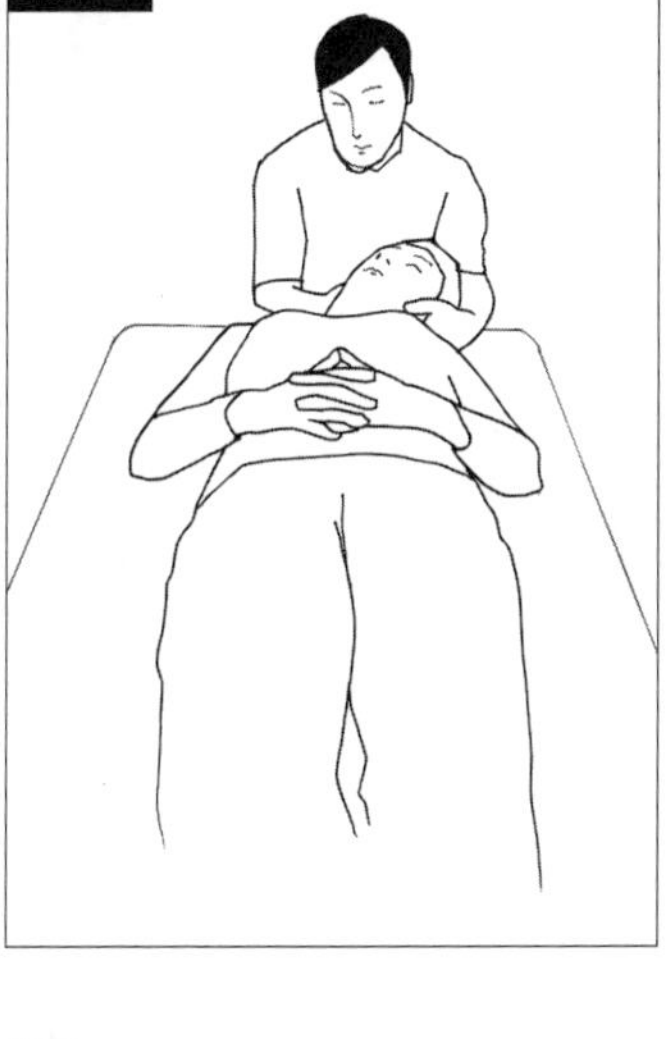

Lesson
24

# 背骨や骨盤の調整のための代表的な操体法

## 体の骨組のズレ・関節の歪み解消

何かのきっかけで背骨に歪みが生じると、それが神経や筋肉や内臓に影響して痛みや病気の発生、増悪の原因になることがあります。

背骨は二十数個の骨が上下に連なって各関節をつくっていますから、全体として曲がったりねじれたり、伸びたり縮んだりできます。全身の関節が自然設計どおり動けたら、素晴らしい健康状態です。歪みができるとうまく動けなくなります。どこか動きにくいところがわかったら、運動を分析してみて、どっちの方向にどんな角度でやったら一番調子が悪いかを調べます。わかったら、その逆の正反対のやりやすい運動をすればよく、時々思い出して3~5回くらいやってみて、左右、上下どちらにも平均して動けるようになればよいのです。

## ■正坐つま先だち運動

正坐の姿勢から足の甲を上げ（かかとは腰幅以内）、つま先立ちになります。その上に尻を乗せ、膝は床につけます。この姿勢から、ゆっくりと尻を左右に動かしてみます。動かしやすい方を確かめてから、動かしやすい方を3～5回行います。

★ポイント：つま先立ちでは、足指の1指から5指まで床につけます。最初は指に痛みを感じますが、指の痛みがなくなれば土台のバランスが整ってきていると考えます。（図1）（図2）（図3）。

図1

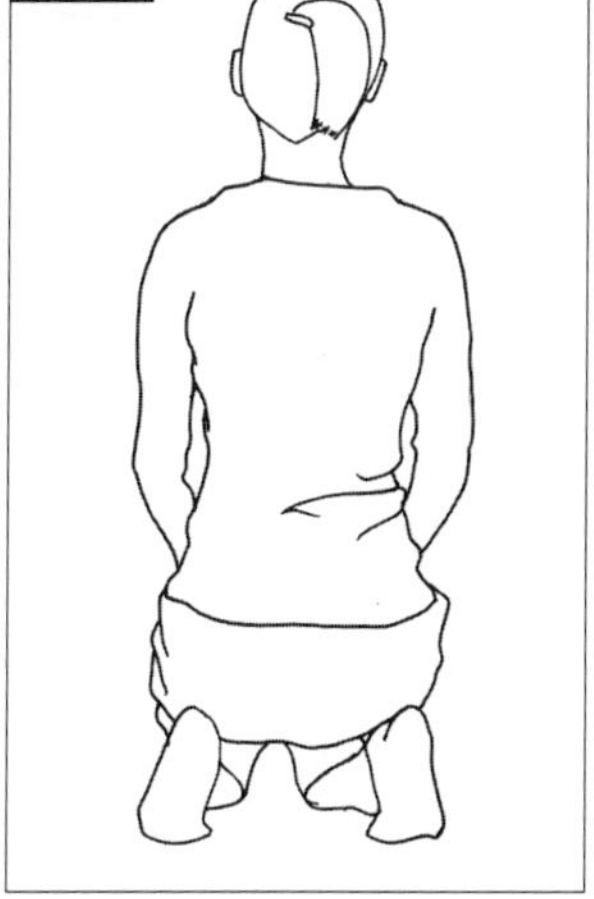

図2

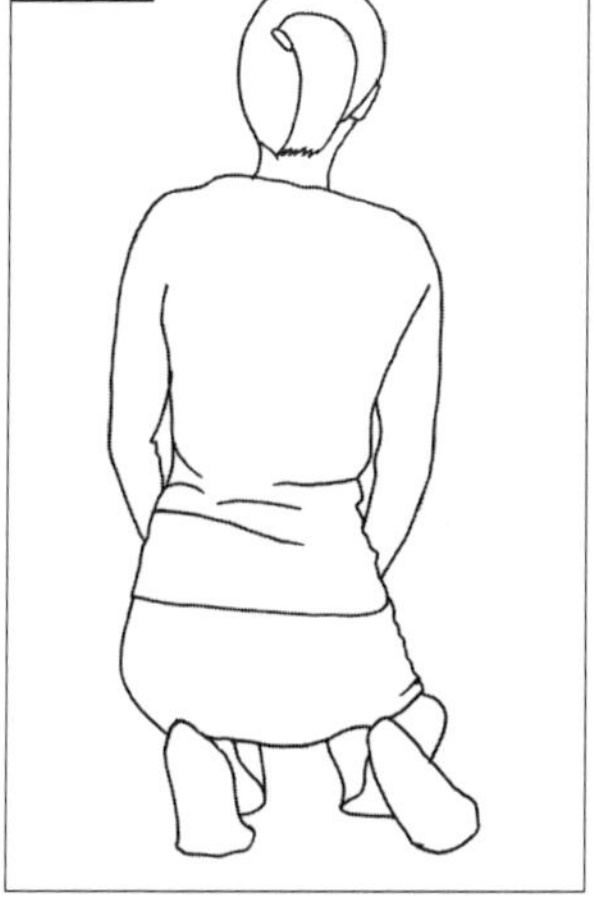

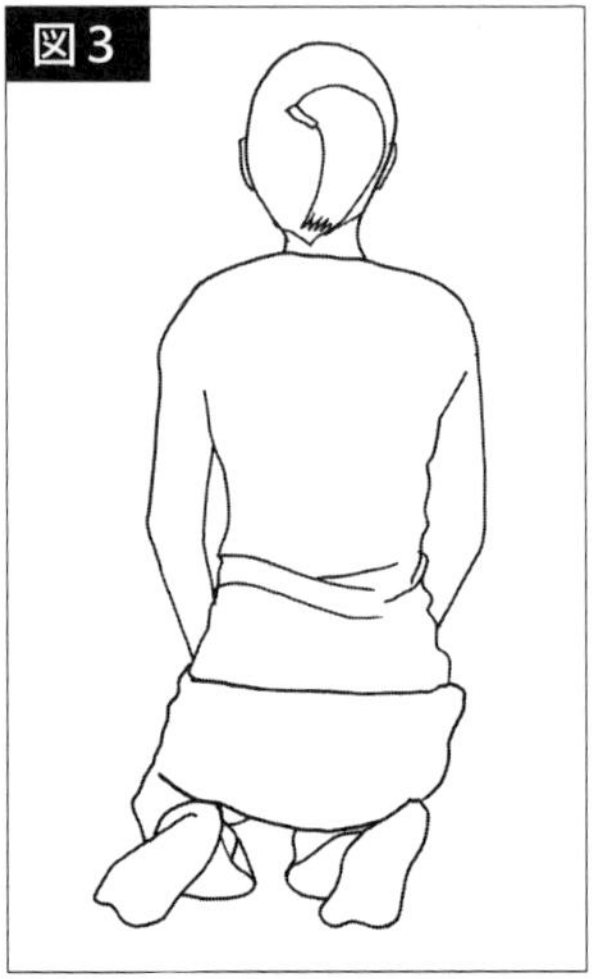


## ■正坐つま先だち・四つんばい運動

正坐の姿勢から足の甲を上げ（かかとは腰幅以内）、つま先立ちになります。その上に尻を乗せ、膝は床につけます。両手は指を開き、肩か顔の真下辺りで床につきやすい所に肩幅で置きます。自分の後ろ、尻を振り向いて見るように、ゆっくりと腰を動かします。この時、かかとから尻が離れないようにします。動かしやすい方を確かめてから、動かしやすい方を3〜5回行います（図4）（図5）（図6）。

★ポイント：振り向くときに踵から尻が離れないように行います。

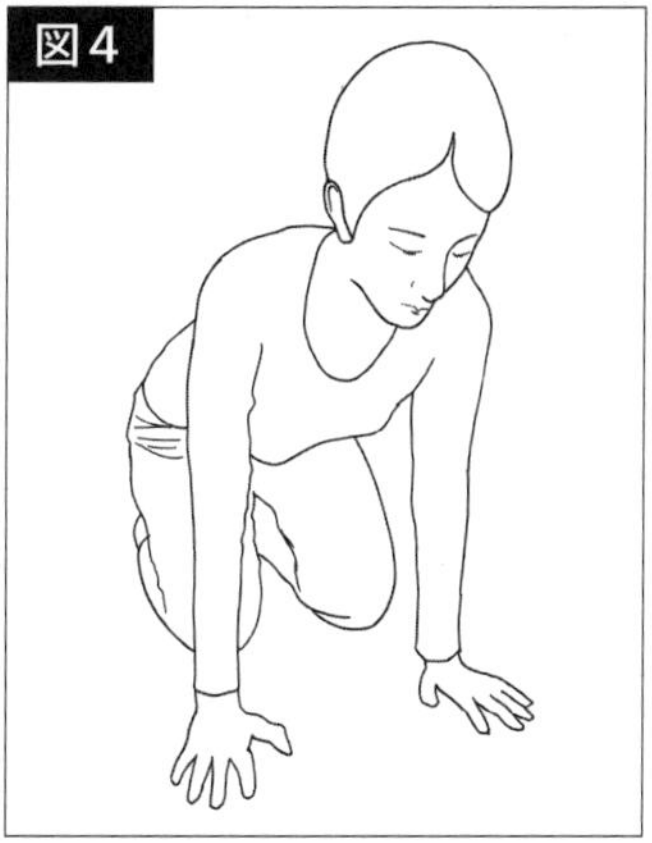
図4

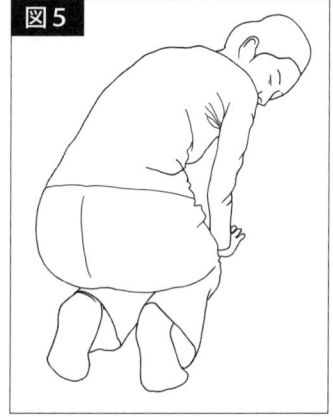

図5

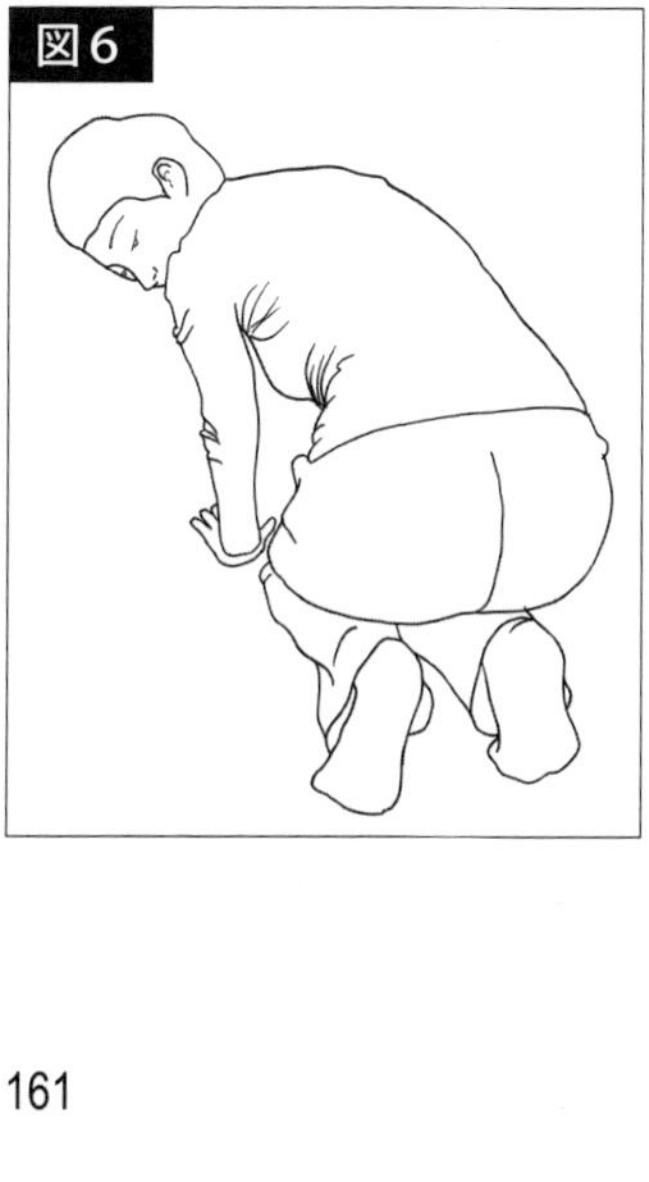
図6

## ■正坐つま先だち・四つんばい運動での尻振り運動

正坐の姿勢から足の甲を上げ（かかとは腰幅以内）、つま先立ちになります。尻をかかとから離し、膝は床につけます。両手は指を開き、肩か顔の真下辺りで床につきやすい所に肩幅で置きます。ゆっくりと尻を左右に動かします。動かしやすい方を確かめてから、動かしやすい方を3～5回行います（図7）（図8）（図9）。

図7

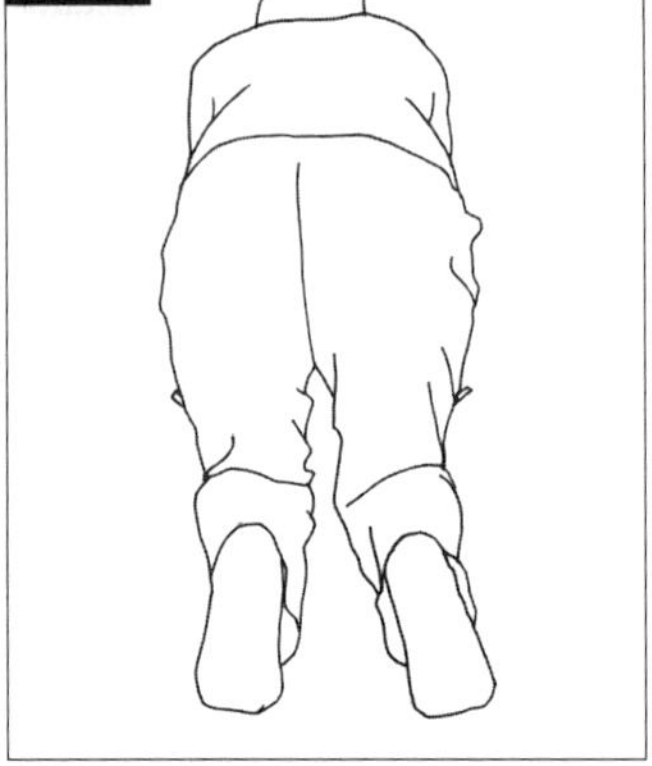

図8

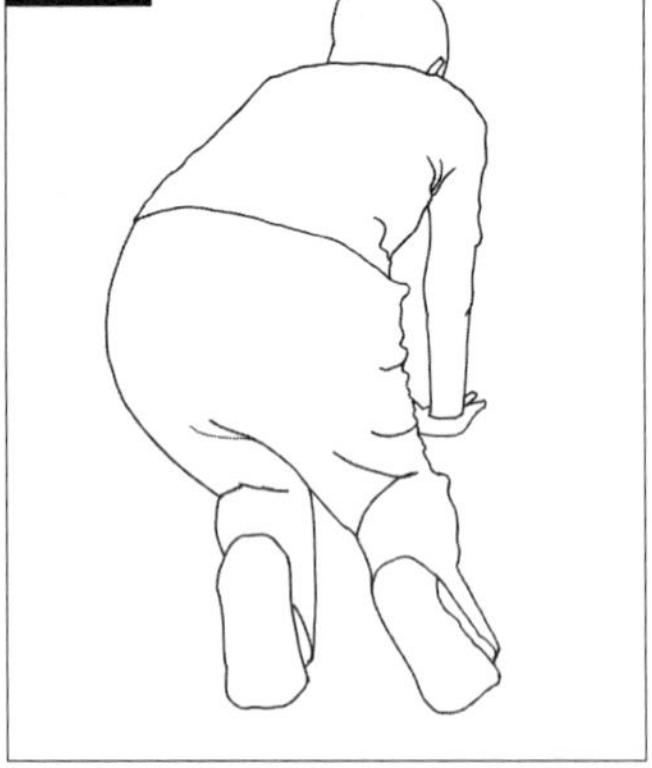

★ポイント：手の位置は動かさないようにします。

図9

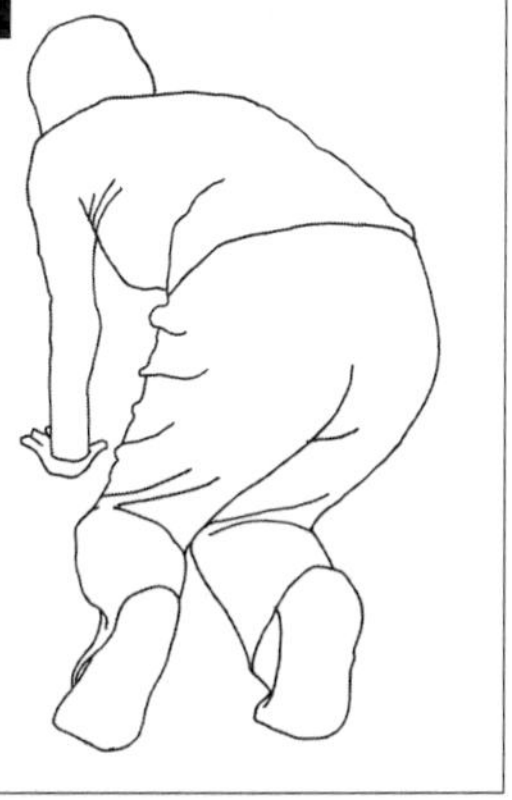

## ■四つんばい試験運動

両手両足を床につけて膝は床につけず、四つんばいの姿勢をとります。この時、両手の指は開き、腰は手足を安定して床につけられる位に持ち上げます。それから、足裏を床につけたまま、腰をゆっくり動かし、左右の動いた感覚を調べます。動かしやすい方を確かめてから、動きやすい方を3～5回行います（図10）（図11）。

★ポイント：体の硬い人は、膝を曲げ楽な範囲で、四つんばいの姿勢をとります。尻や肩を前後に動かしてもいいです。

図10

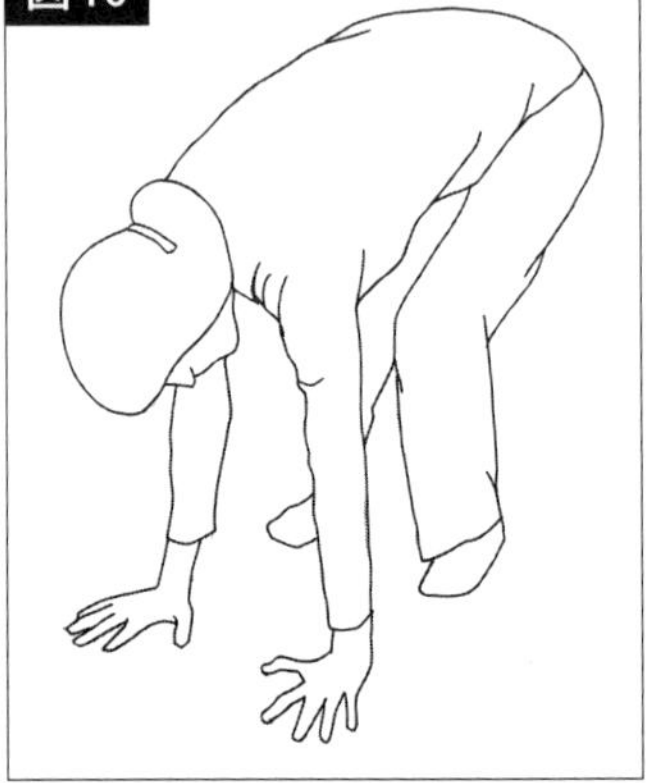

図11

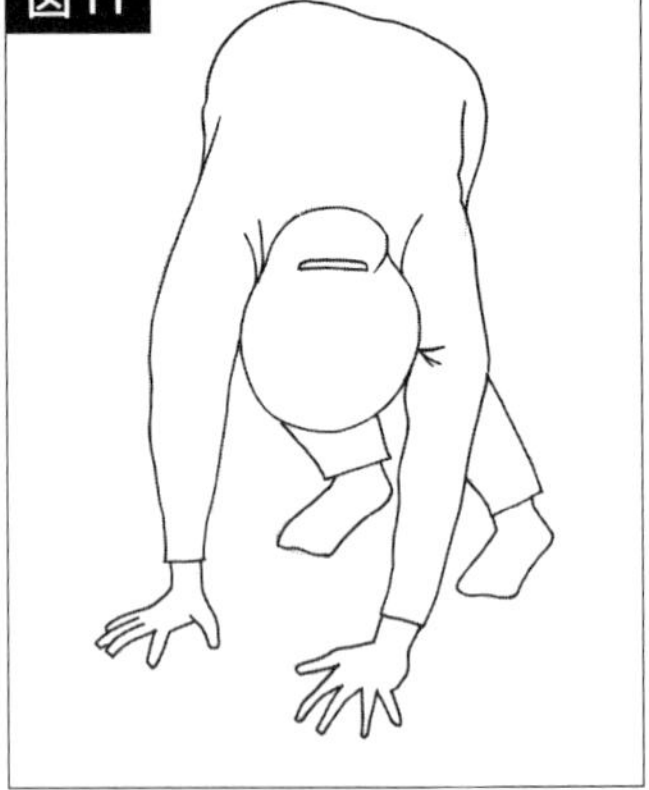

Lesson 24 ープラス1

# 操体法基本運動(般若身経)
## 操体法の立位での基本運動(般若身経)

操体法の動(運動)で立位で行う「般若身経」という基本運動があります。全6種類で丁寧に行うと自己の体調の確認と管理に非常に役に立つものです。

## ■基本運動(般若身経)

### 姿勢 (自然体—基本姿勢)

肩の力を抜いて、足を腰の幅ぐらいに開き、左右の足の内側が、ほぼ平行になるように立ちます。

足の両親指に少し力を入れて、背すじを伸ばし、楽な気持ちでゆったりと、目は前方の一点を見つめます。

基本運動は、すべてこの自然体から始まり、自然体にもどって終わります（図1）。

図1

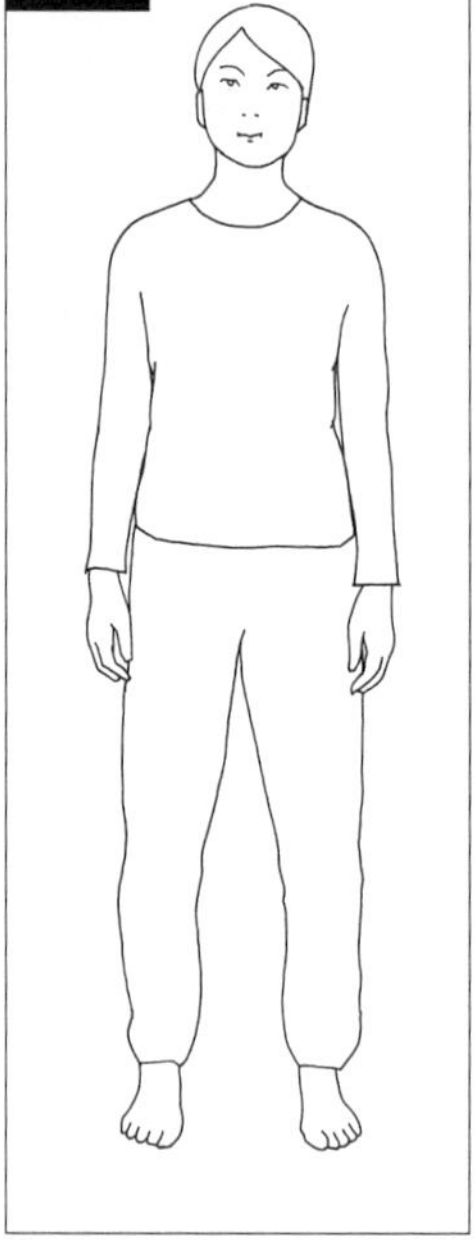

## ■基本運動（1）―両腕よこ上げ

ゆっくりと息を吐きながら、両腕を体のよこ側から上げていきます。水平に上がったところで、ひと息吸って2～3秒タメたあと、息をフーッと吐くと同時に、肩の力を抜いて両腕をパサッとおろします。3～5回くり返します（図2）（図3）（図4）。

図2

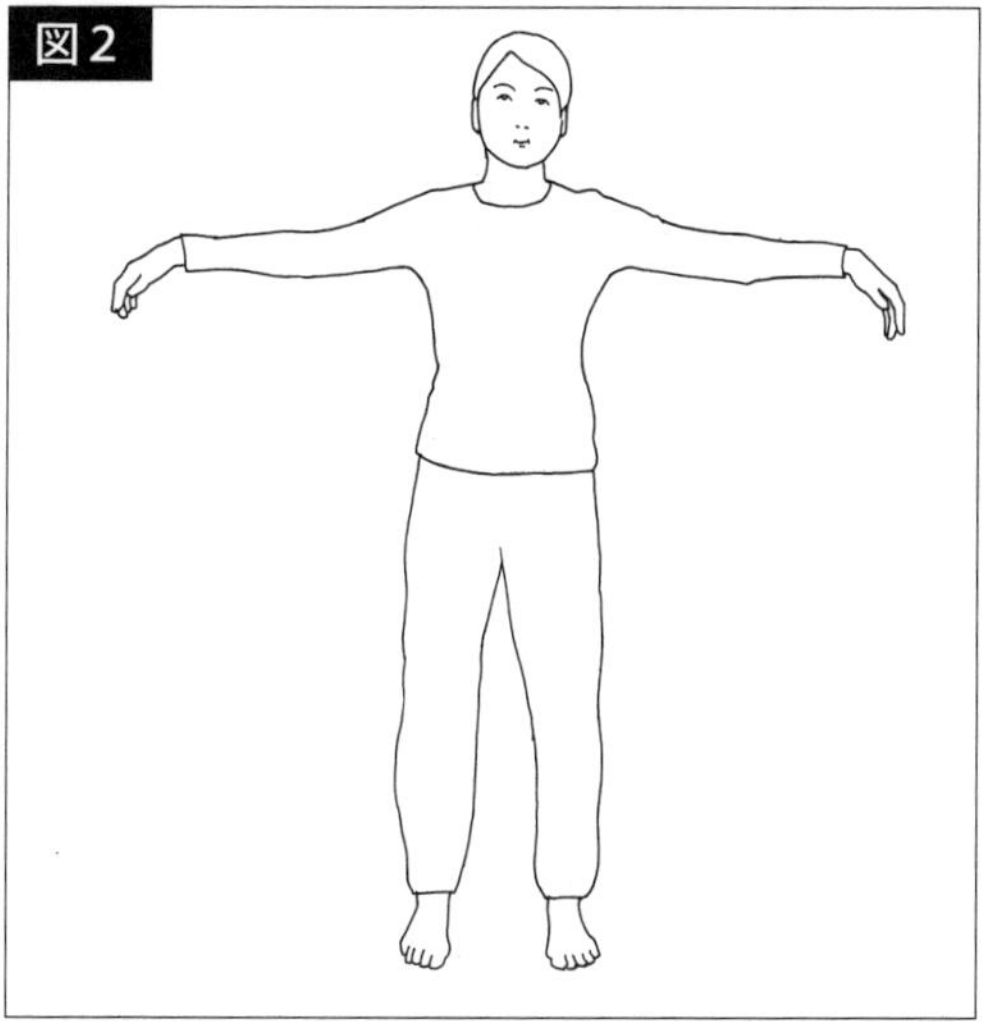

図3

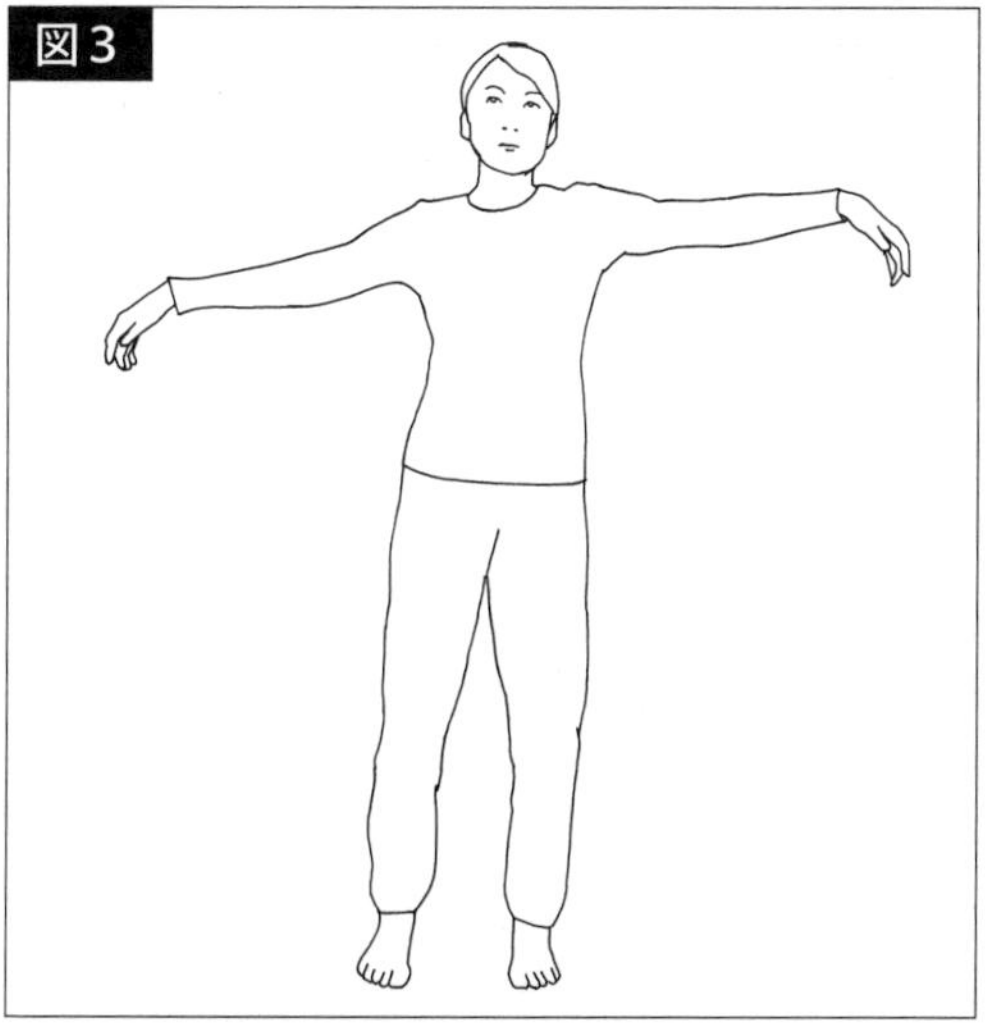

★ポイント：左右の腕を上げた時、上げづらく感じたら、その上げづらく感じる腕を同じ側の足に重心をすこし移動します。そうすると、バランスが整って、両方とも同じくらい上がるようになります。

★上級ポイント：五十肩などの主な原因は、肩の筋肉の中途半端な可動域での使用や無意識的で乱暴な使用の積み重ねです。この運動では、三角筋や肩甲骨など筋肉や関節・骨格の動きを強く意識して行うことも重要です。感覚が掴み難い場合はもっとゆっくり運動してもよいでしょう。

図4

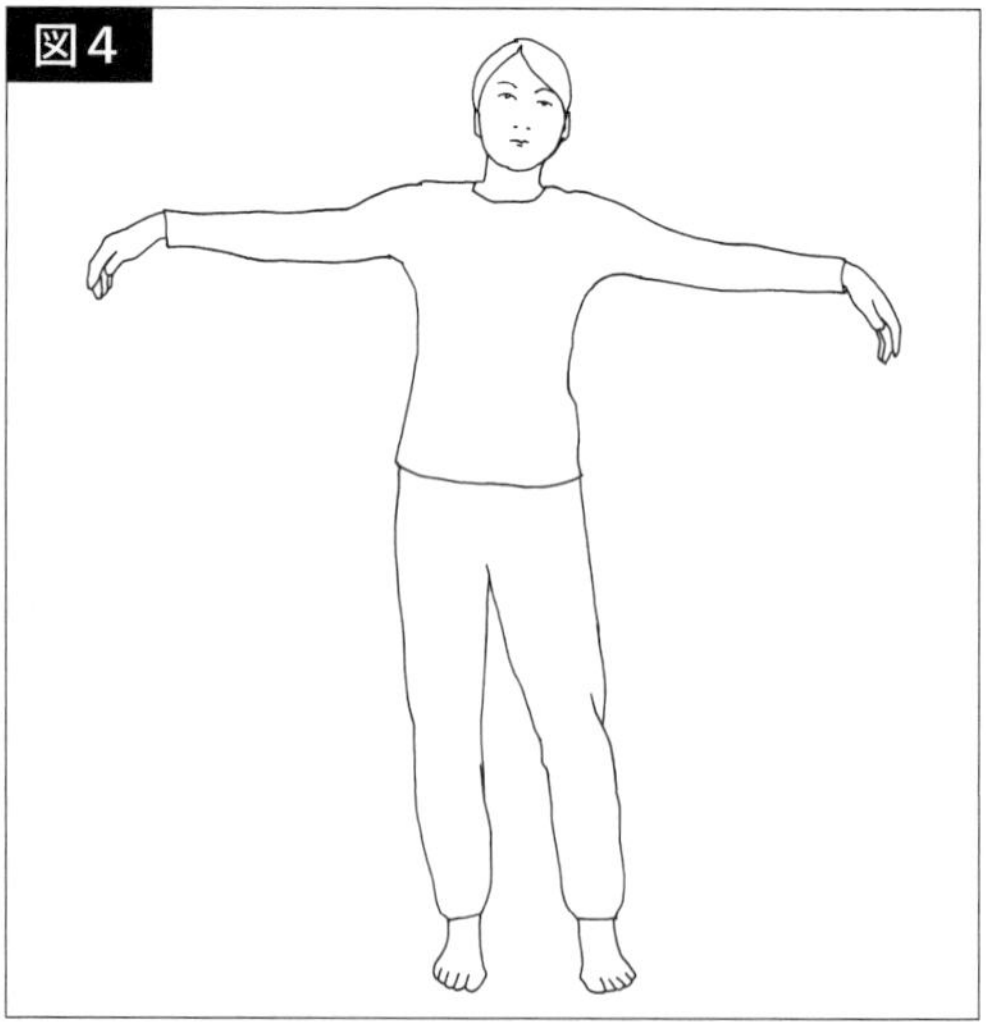

## ■基本運動（2）—足ぶみ

足ぶみを行います。腕は肩から目の高さくらいまで上げ、腕のあとぶりは、気持ちのよい動きの範囲内で、ムリする必要はありません。太ももは、体とほぼ直角になるくらい上げ、下げる時は足をドンドンとふみしめます。着地は足裏全体で行い、踵を痛めないよう気をつけます。30～50回くり返しますが、自分の体力と相談して回数を調整します（図5）（図6）。

図5

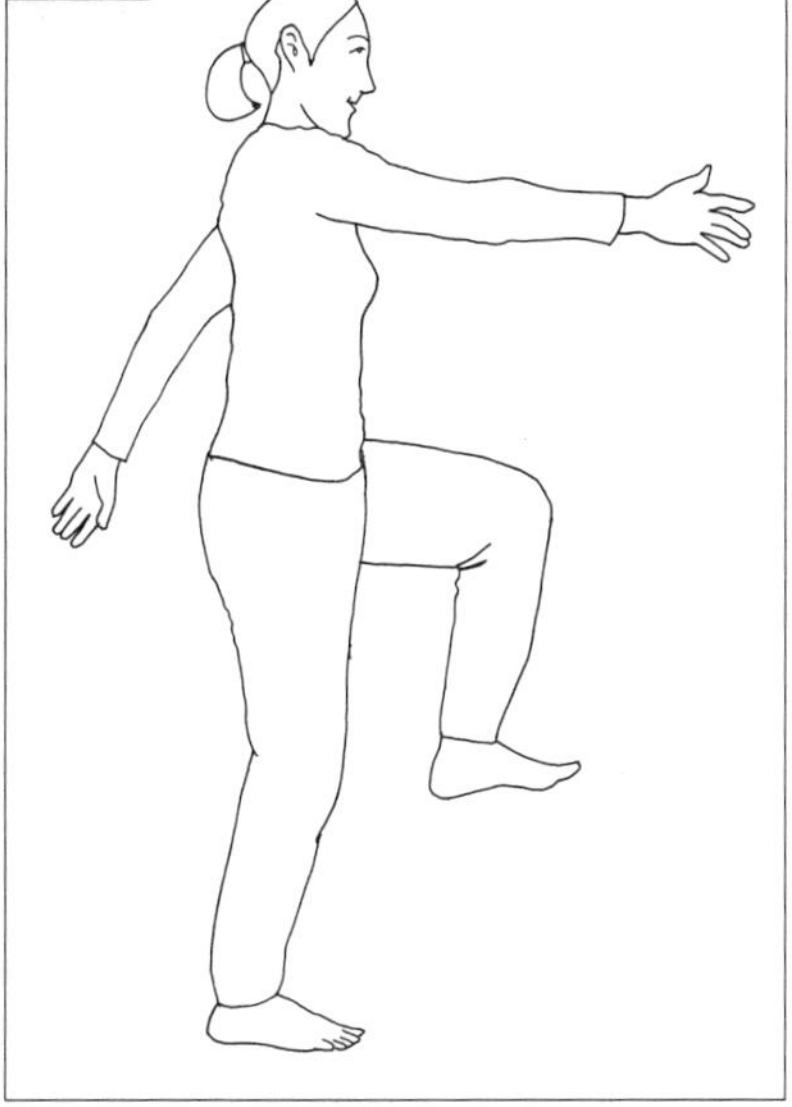

図6

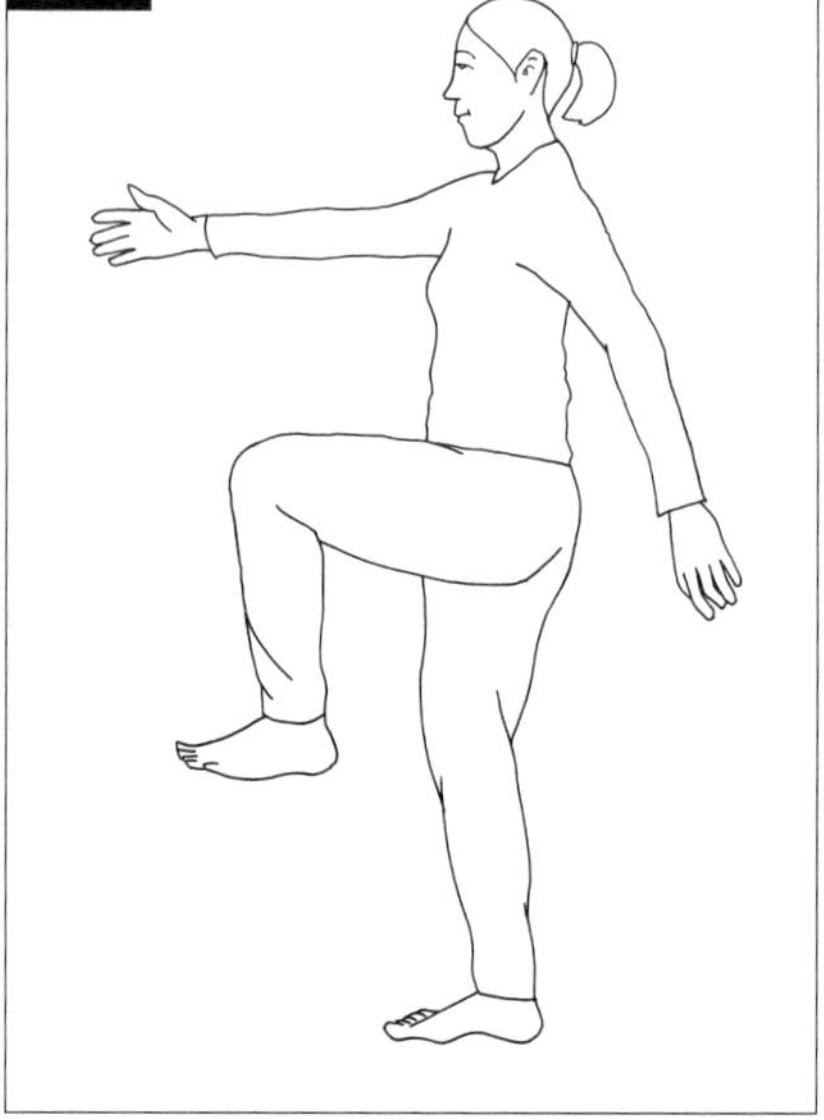

★ポイント：上げづらい膝や腕は、ムリしてあげないこと。反対に、上げやすい方の膝や腕は、すこし余分に上げてもかまいません。ゆっくり動作を繰り返してもよいでしょう。

★上級ポイント：膝を上げる動作では特に腸腰筋を意識して行います。逆に踏みしめている方は臀筋の収縮を意識します。お腹をへこませるドローインのように行うのも姿勢が整い有効です。

## ■基本運動（3）―前倒し・うしろ倒し（前屈曲・後屈曲）

（前倒し）

ゆっくり息を吐きながら、上体を前に倒していきます。気持ちよく倒せる範囲内で動きを止め、そこでひと息吸います。息を吐きながら、まず頭を起こし上体を起こしていきます（図7）（図8）（図9）（図10）。

図7

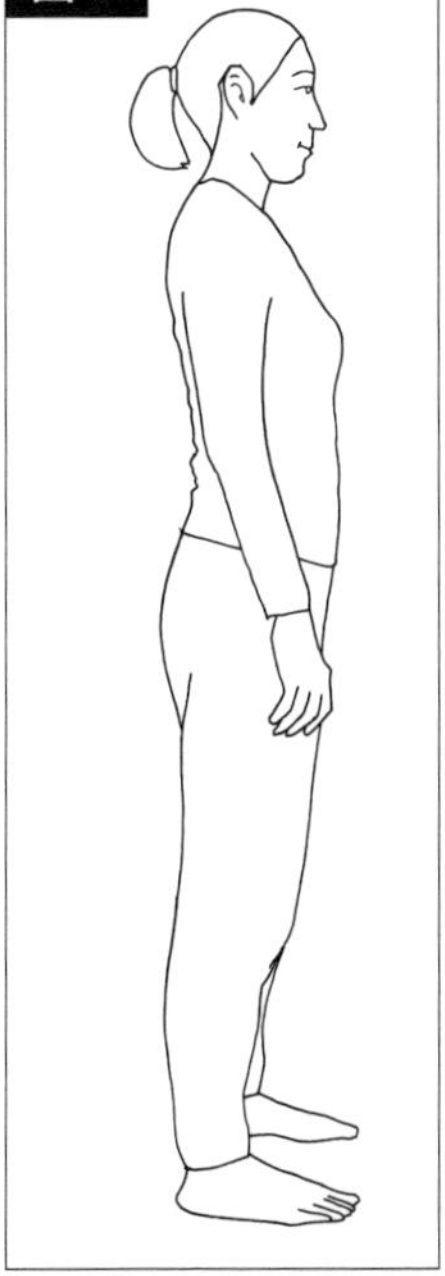

図8

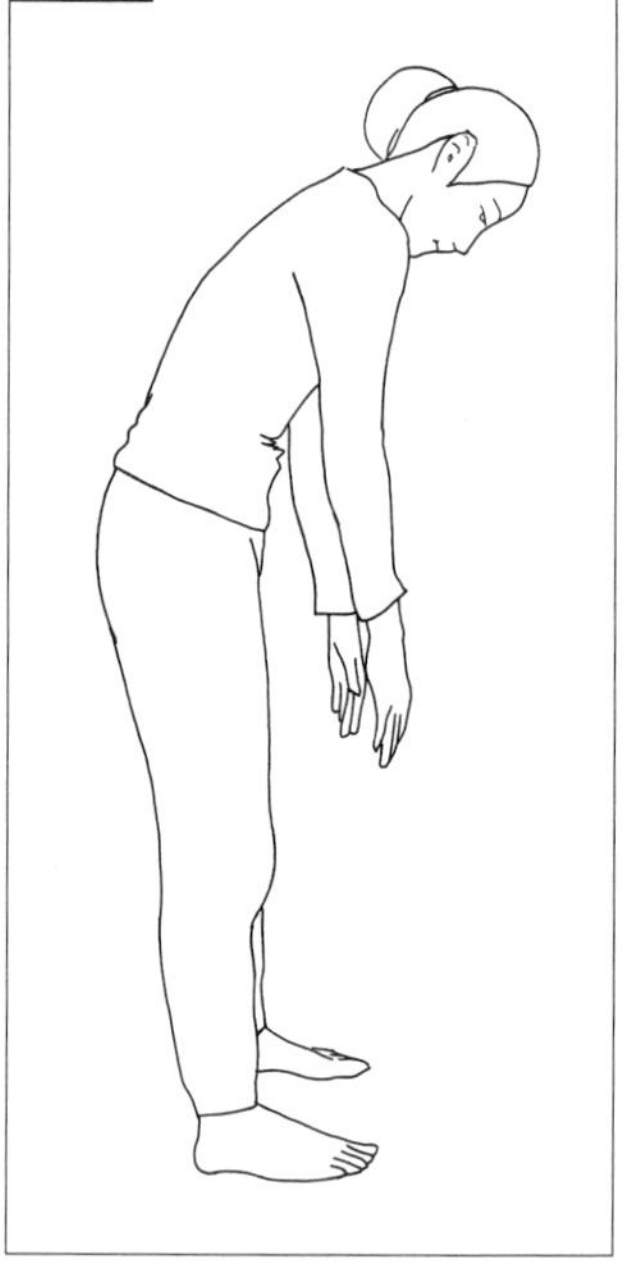

図9

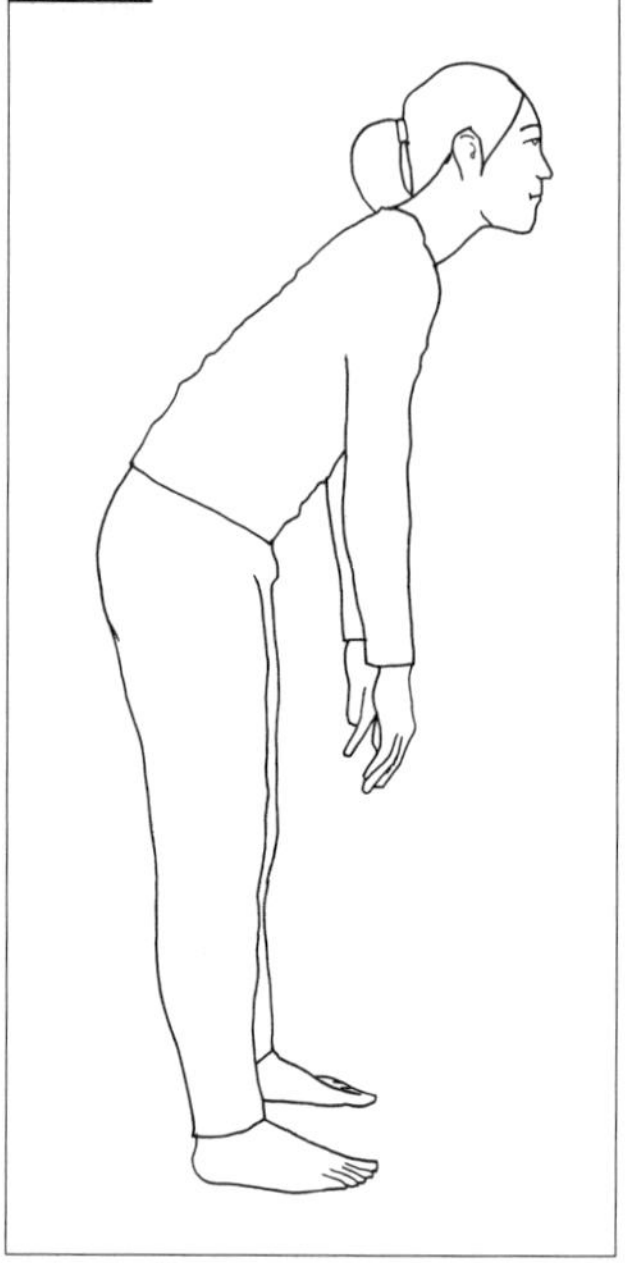

図10

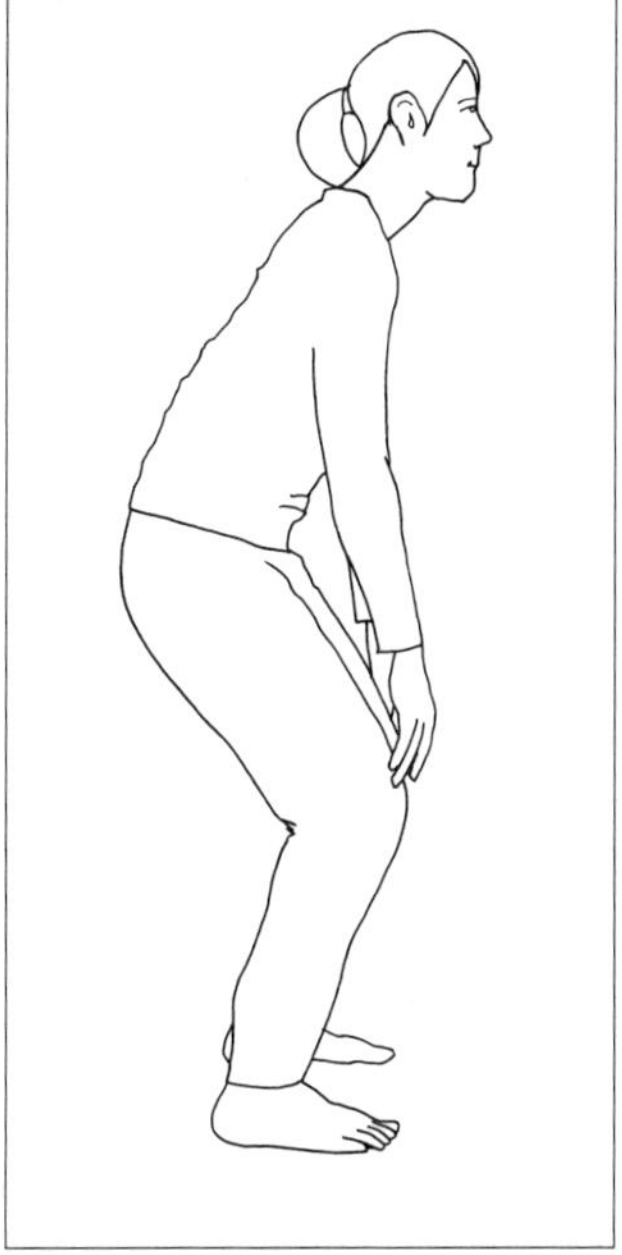

（うしろ倒し）

両手を腰にあて、息をゆっくり吐きながら、上体をうしろにそらしていきます。ラクに倒せるところで止め、そこでひと息吸います。それから、息を吐きながら、まず頭を起こし上体を起こしていきます。この前・うしろ倒しを3～5回行います（図11）（図12）（図13）。

図11

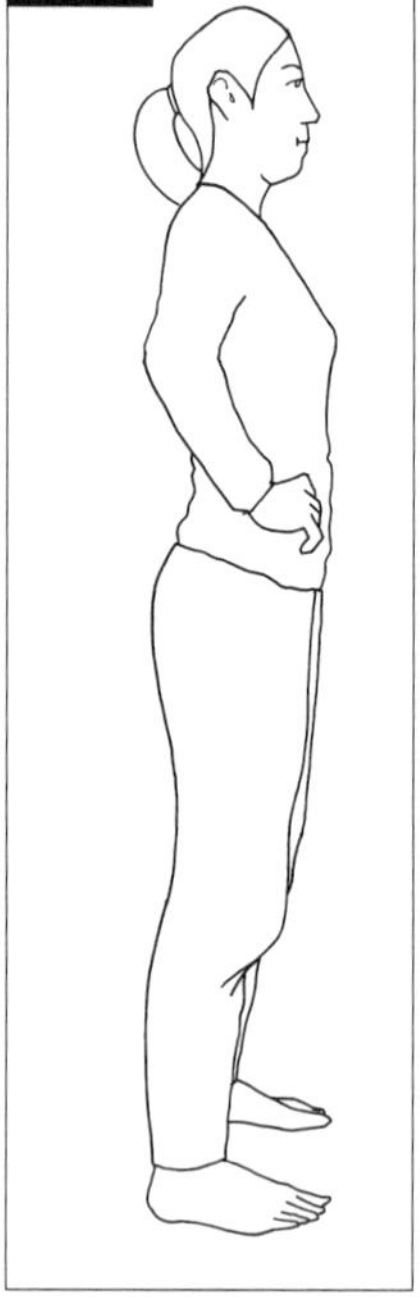

図12

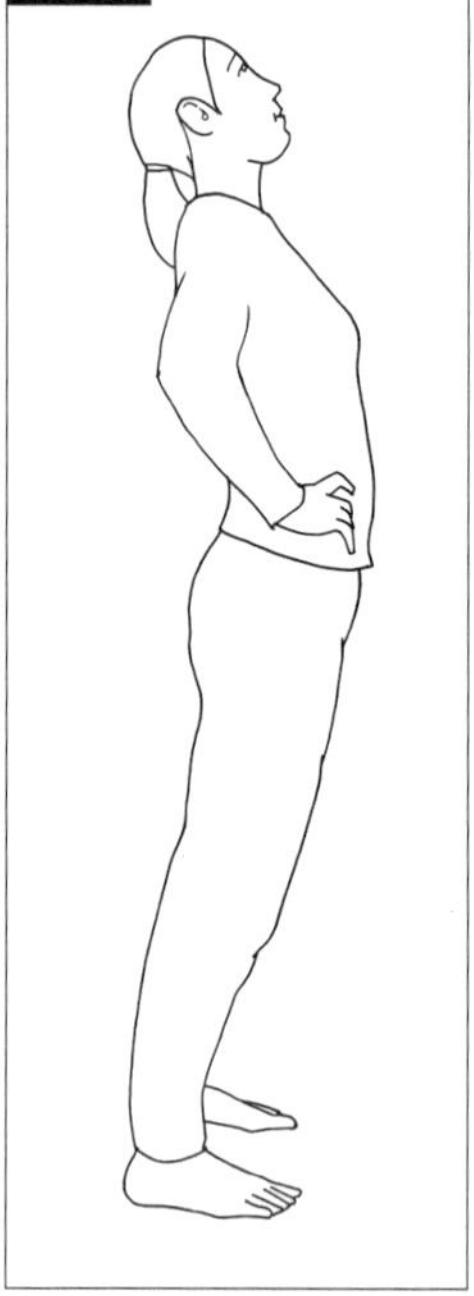

図13

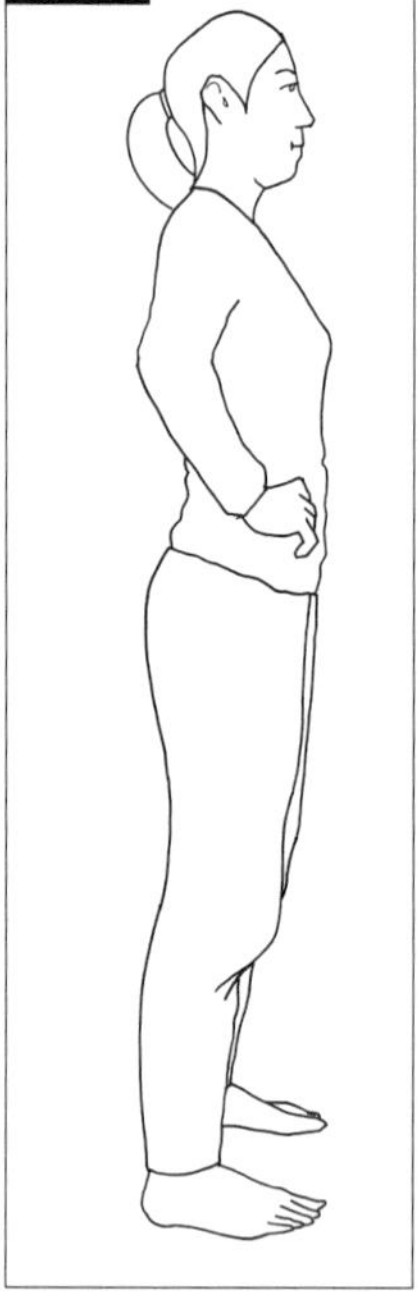

★ポイント：無理をして深く曲げないようにします。倒せば倒すほど効果がでるわけではありません。

★上級ポイント：骨盤の位置を前後ろに無理なく倒した状態で骨盤の位置を前後に変えると、可動域や感覚が変化します。膝周辺の緊張や足指の接地の如何も意識しましょう。

## ■基本運動（4）—右倒し・左倒し（右屈曲・左屈曲）

（右倒し）

右手を腰にあて左に押し出すようにして、左足に重心を置きます。ゆっくり息を吐きながら、左手を横から上げていき、上体を右に倒します。気持ちよく動かせる範囲内で動きを止め、ひと息吸って、ゆっくり息を吐きながら、もとにもどります（図14）。

図14

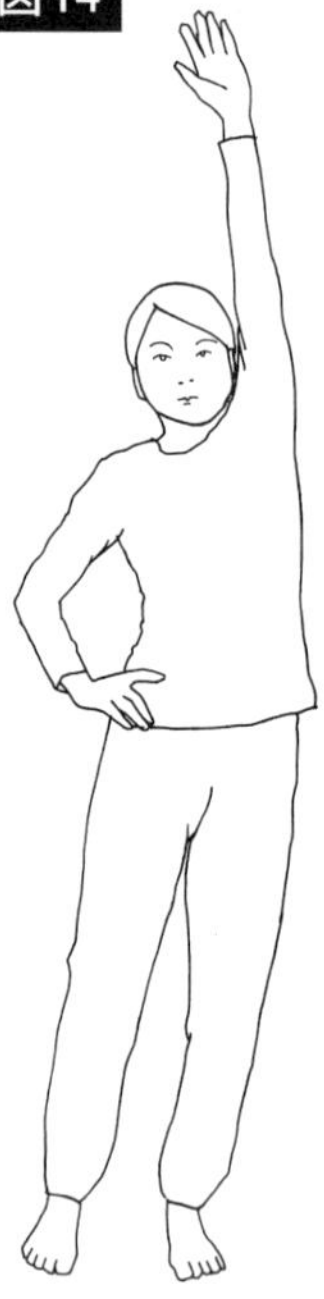

（左倒し）

左手を腰にあて右に押し出すようにして、右足に重心を置きます。ゆっくり息を吐きながら、右手を横から上げていき、上体を左に倒します。気持ちよく動かせる範囲内で動きを止め、ひと息吸って、ゆっくり息を吐きながら、もとにもどります（図15）。

図15

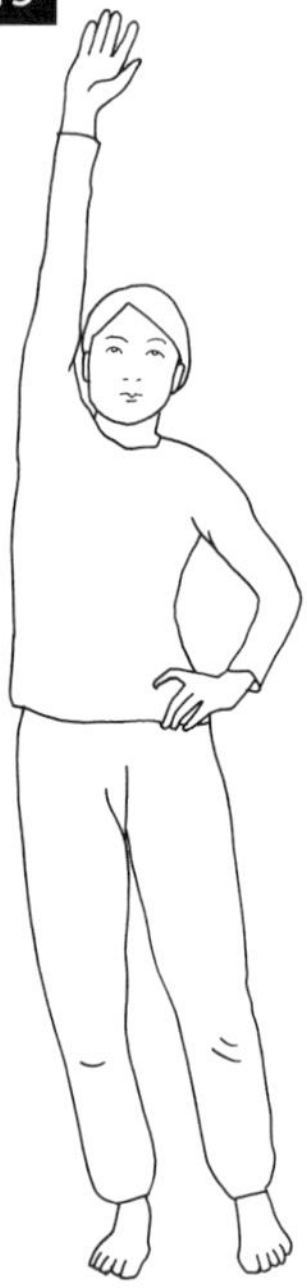

★ポイント：重心は、かならず上体を倒す方向と逆の足にかけ、バランスをとります。初めて行う方は倒す方向の足に重心をかけがちで、中々改善できないケースも多いので注意します。

左右どちらかの脇や腰などに痛みや不快感があれば、その方向へはそれ以上ムリして倒さないこと。やりやすい方を（スムーズに動く方）主に行うと、不快な方がやりやすくなります。

★上級ポイント：上体を倒していくと重心のかかっている足裏の接地が不安定になり、足の親指（拇指球）が浮いてきます。足指の接地にも気を配り、親指（拇指球）が浮くほど頑張って倒さないこと。骨盤の動きから、腰椎・胸椎・頚椎の動きの連動、それに伴う、胸郭や肩甲骨などの動き、体幹の筋肉の動き・感覚にも気を配り、全体をイメージして行います。

## ■基本運動（5）―左ねじり・右ねじり（左捻転・右捻転）

（右ねじり）

ゆっくり息を吐きながら、少しずつ両手を上げて、右足に重心がかかるように、上体を右にねじっていきます。気持ち良く動かせる範囲内で動きを止め、ひと息吸って、息を吐きながらゆっくり自然体にもどします（図16）。

図16

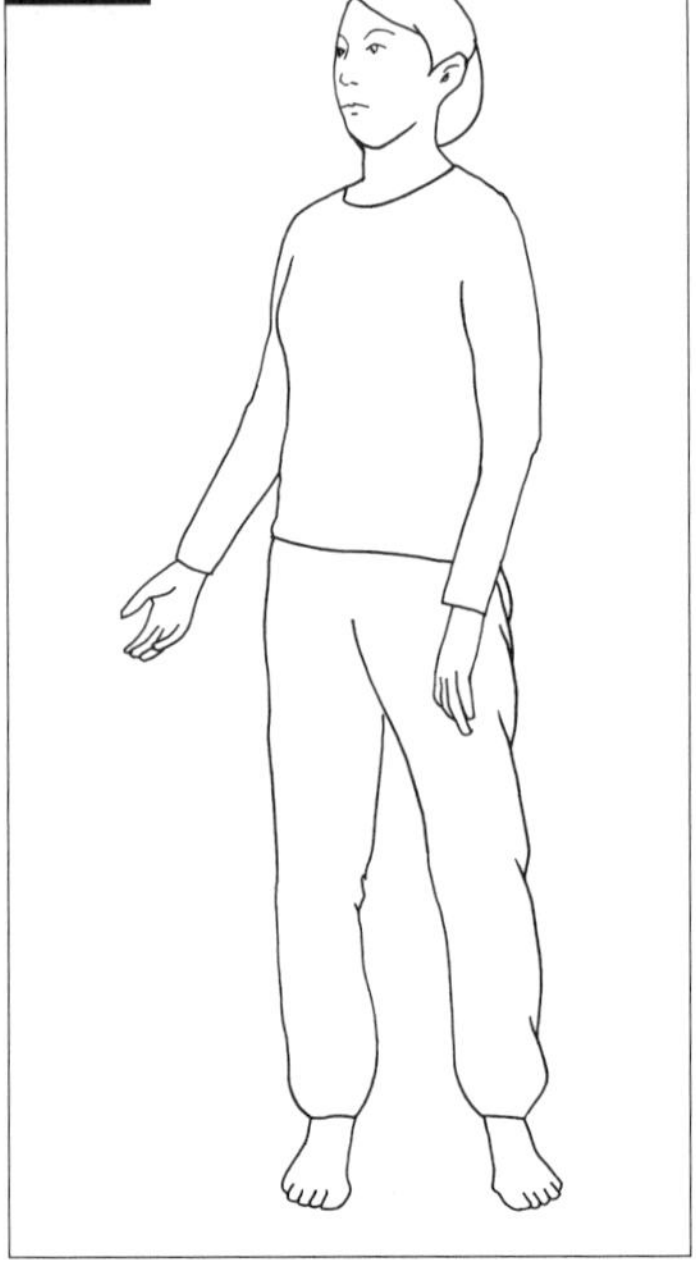

（左ねじり）

ゆっくり息をはきながら、少しずつ両手を上げて、左足に重心がかかるように、上体を左にねじっていきます。気持ち良く動かせる範囲内で動きを止め、ひと息吸って、息を吐きながらゆっくり自然体にもどします（図17）。

図17

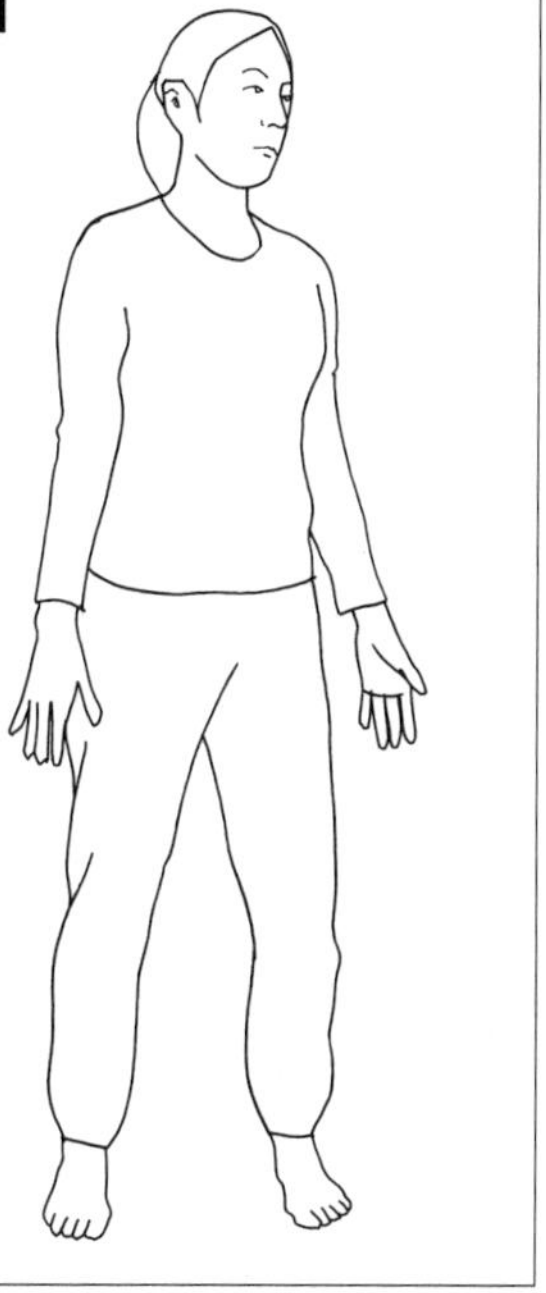

★ポイント：重心を、右ねじりの時は右足に、左ねじりの時は左足に置きます。右倒し・左倒しと同様に重心のかけかたが逆になりやすいので注意しましょう。

左右いずれかにねじった時に痛みや不快感があれば、その方向へはそれ以上ムリしてねじらないこと。やりやすい方を（スムーズに動く方）主に行うと、不快な方がやりやすくなるのも右倒し・左倒しの基本運動（4）と同様。やりやすい方は歪み（アンバランス）を元に戻す（重心バランスなどの改善）バック運動になっています。やりにくい方（痛みや不快感を感じる方）はそれ以上ムリするなという赤信号です。

★上級ポイント：基本運動（4）と同様に上体をねじっていくと重心をかけた足裏の接地が不安定になり、足の親指（拇指球）が浮いてきます。足指の接地にも気を配り、親指（拇指球）が浮くほど頑張ってねじらないのも同様。骨盤の動きから、腰椎・胸椎・頚椎の動きの連動、それに伴う、胸郭や肩甲骨などの動き、体幹の筋肉の動き・感覚にも気を配り、全体をイメージして行うのも基本運動（4）と同様です。

## ■基本運動（6）—全身伸ばし（伸展・収縮）

一点を見つめゆっくり息を吐きながら、両手を前に上げていくと同時につま先立ちをしていきます。両手をまっすぐ上に伸ばし、つま先で立った姿勢で、ひと息吸います。

ひと息吸って2～3秒タメたあと、息をフーッと吐くと同時に全身の力、特に上半身と膝の力をゆるめ両手をバサッとおろします。3～5回行います（図18）（図19）。

図18

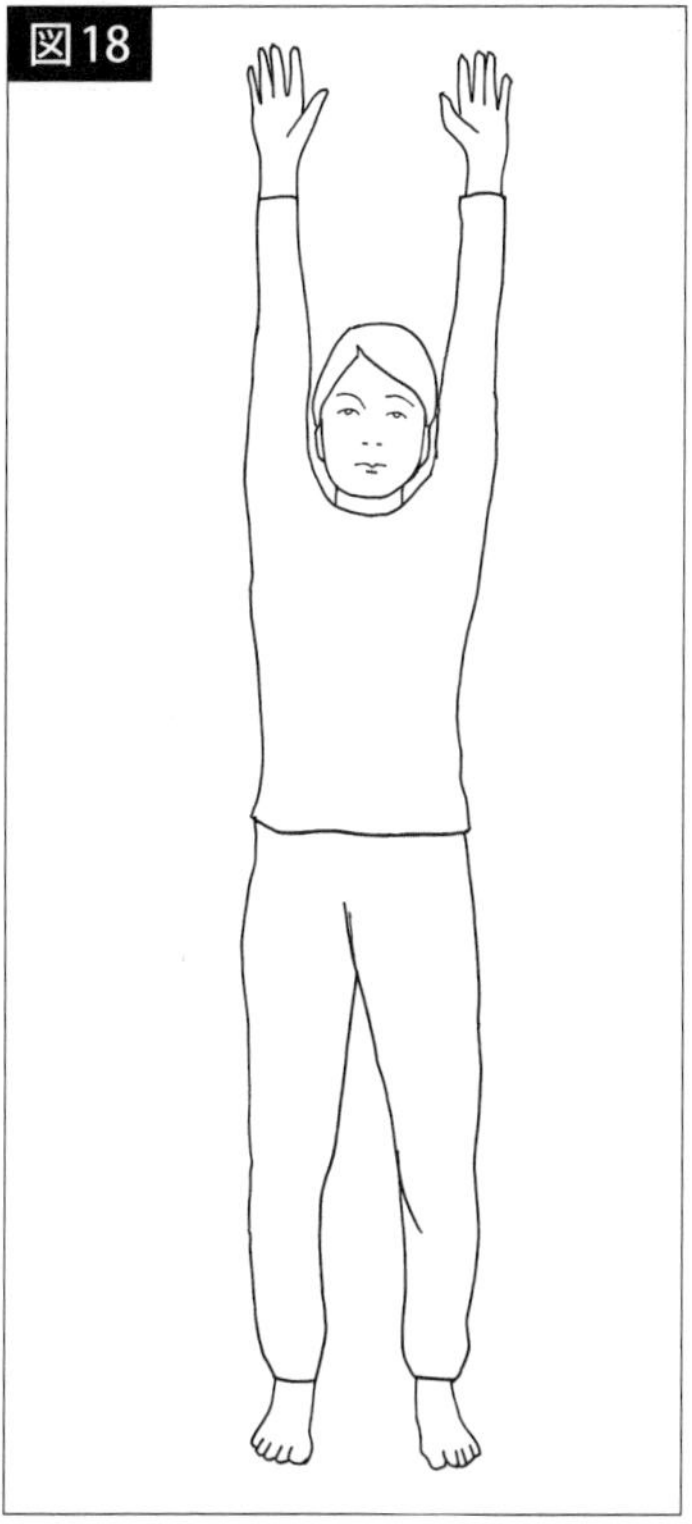

★ポイント：体や腕が伸ばしづらい場合は、ムリせずひかえめに伸ばし、決してがんばって伸ばさないよう気をつけることが大切。逆に快適に行えるようであれば、可動域を十分使用して伸ばしてもよいでしょう。

図19

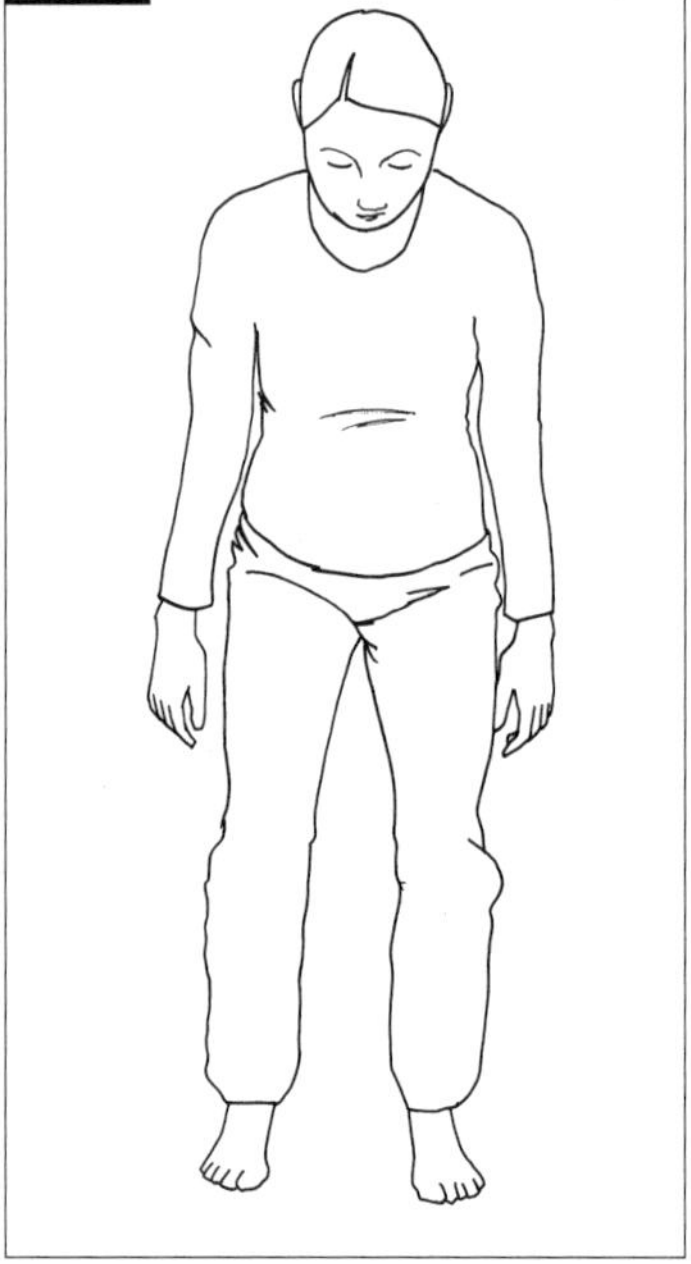

★上級ポイント：基本運動の仕上げの運動でもあり、これ以前の5つの運動の効果を確かめる運動となります。普段意識的に行わない、つま先立ちや両手を垂直にあげる動きで、日常の動きの不十分さをリセットする狙いもあります。伸展した時に腹部をへこますことでドローインの効果（お腹の引きしめ）も期待できます。

以上の全6種類の基本運動が、左右前後など痛みや不快さが無く、感覚的にも左右差、前後差が無い状態であれば〝60点（合格点）〟であると言えます。生涯においてその状態を継続できればその方は名人と呼ばれる存在ですが、そのような方は非常にまれです。

## コラム

ヨガやエアロビクス、ピラティス、各スポーツ競技と比較すると「般若身経」はその呼び名も含めて地味な存在に思われる方も多いようです。しかし、右記のヨガやスポーツ全てにつながる、基本的なものであることを理解していただきたいところです。そして、ぜひ、それぞれを行う前後に「般若身経」をとり入れてほしいのです。未熟な指導者の下でヨガや各種トレーニング、スポーツ競技を一所懸命実践しては、せっかくの努力もケガにつながる可能性が高まる事は忘れてはなりません。基本である身体のバランスを安定させて各種メソッドやトレーニング、スポーツ競技でさらなる高みを目指してください。そのような意味で、「般若身経」は運動の場の「初心」とも言えると思います。

Lesson
24 ープラス2

# ひとりでする代表的な操体法

## ■ひとり操体の操法

1日1回、朝起きたときか、寝る前に実践しましょう。

○基本動作はとても簡単です。

痛みが出ない、動かしやすい方を見つけます。

↓

動かしやすい方へ動かします。

↓

心地よい気持ちで5秒間保ちます。

↓

一気に脱力します。

## ■基本姿勢　仰臥位

本人はリラックスした姿勢で仰臥位になり、足はそろえないで、腰幅か肩幅に拡げます。

腕は両側に自然におくか、両手を軽くお腹の上におきます（図1）。

**アドバイス**

からだが硬く、あおむけになったときに、あごが上がるような場合には、枕をつかうことも必要です。本人が一番楽で無駄な力が入らない姿勢が大切です。

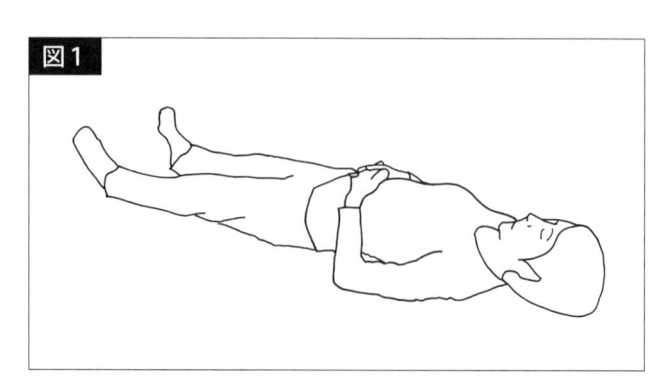

図1

## ■つま先上げ

**姿勢**
あおむけの基本姿勢から膝を立てます。
両膝が軽く触れるくらいにして、足裏は安定するように床に着けます（図2）。

**動診**
左右交互に、かかとを支持点として、足指をそり返らせ、足の甲をスネに近づけます。左右の感覚差を確認します。

**操法**
やりにくい方があったらやりやすい方だけを動かします。差が感じられない場合は両方でおこないます（図3）。
持ち上げた足先を3～5秒間保持したあと、ストンと

図2

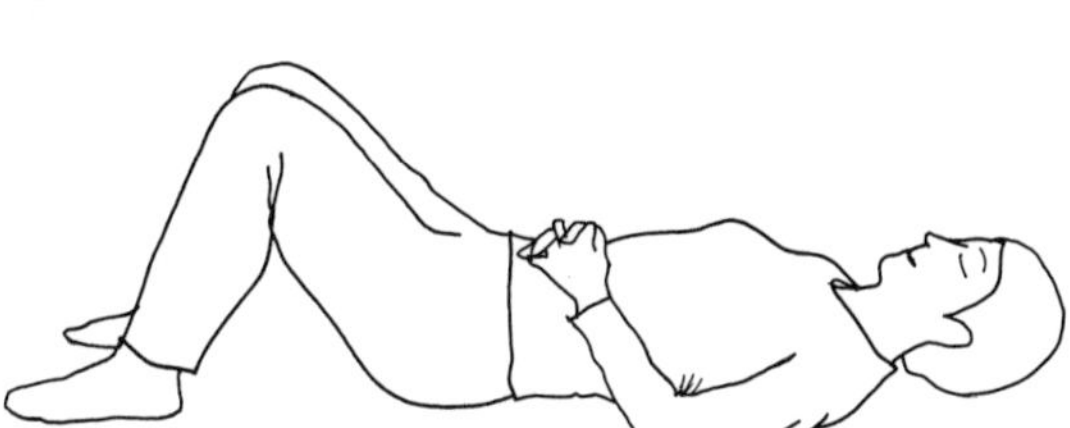

脱力し、ゆったりと一息深呼吸しましょう（2～3回反復）。

もう一度動診をして確認します。

★ポイント：踵の力の入り方は膝を曲げる角度によって違ってきます。力の入る角度は90度が標準ですが、人によって違うので調整するようにしましょう。

## ■膝倒し

**姿勢**

基本姿勢から膝を立てます（図4）。

**動診**

左右に無理せずゆっくり膝を倒して、感覚差を確認し

図3

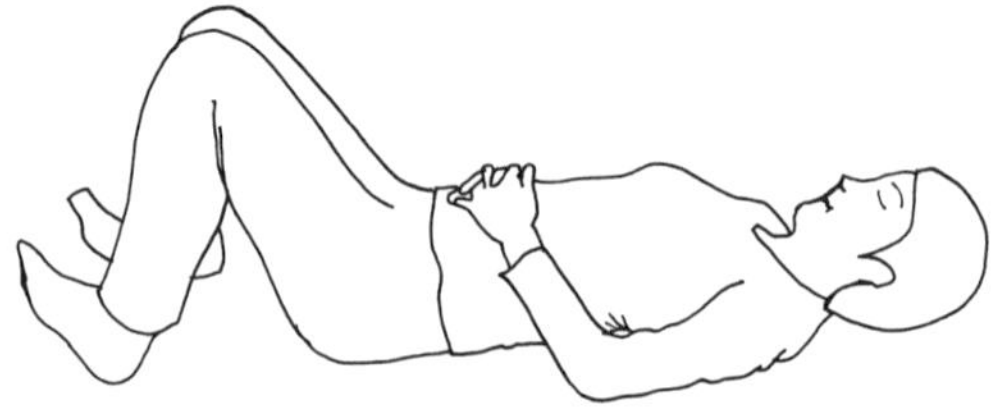

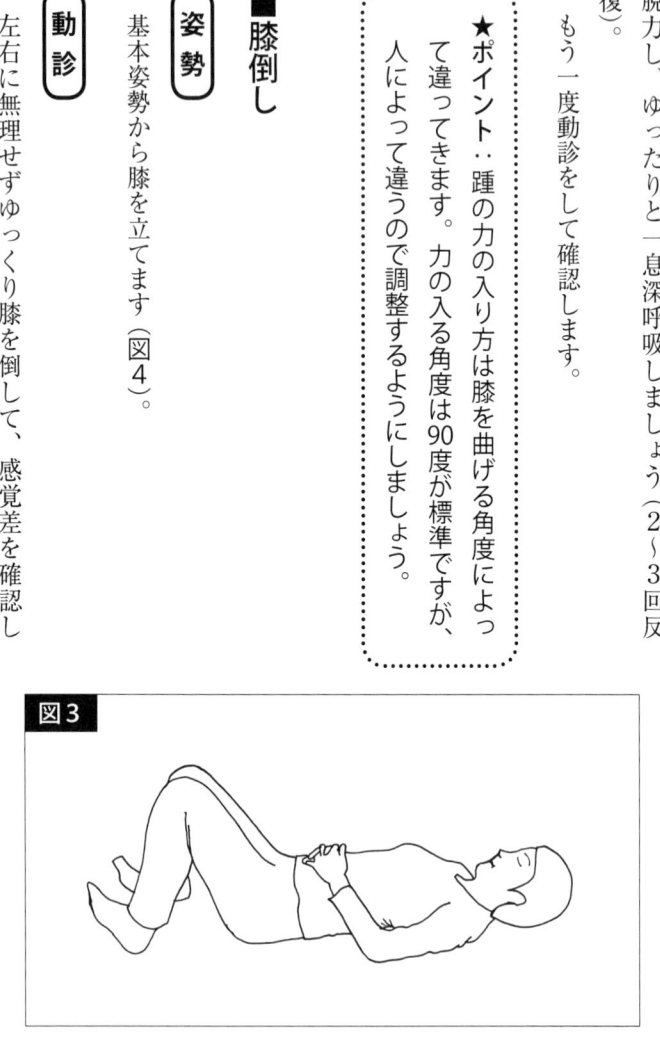

ます。

**操法**

違和感なく膝を倒せる方に、息を吐きながら、気持ち良く動けるところまで倒します（図5）。

3～5秒間保持したあと、ストンと脱力し、ゆったりと一息深呼吸しましょう。（2～3回反復）脱力後居心地が悪く感じるときは、腰からゆっくり元の位置に戻すようにしましょう。

左右差が変化し同じようになったか、もう一度動診して確認します。

図4

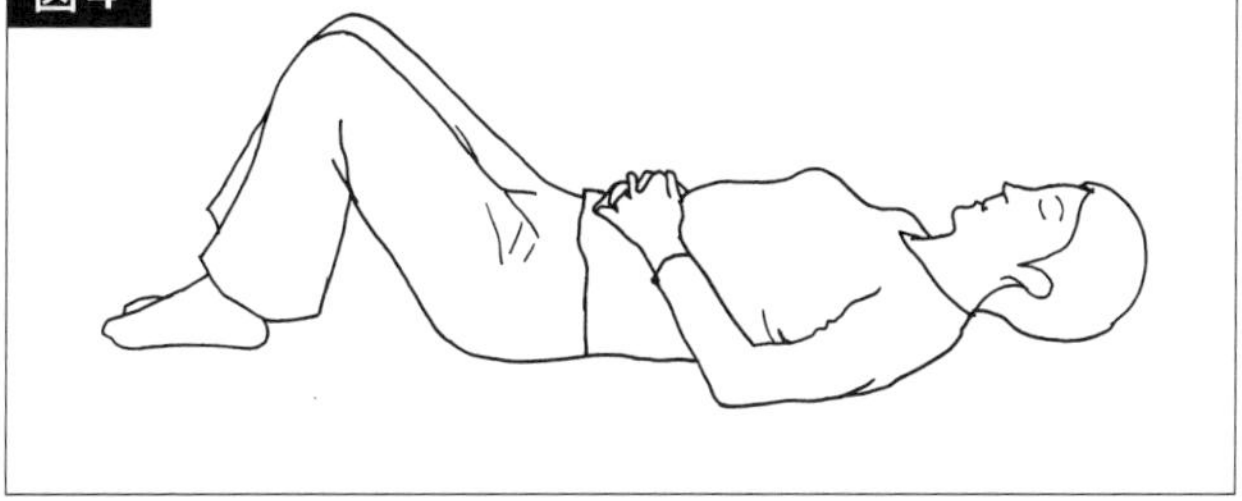

図5

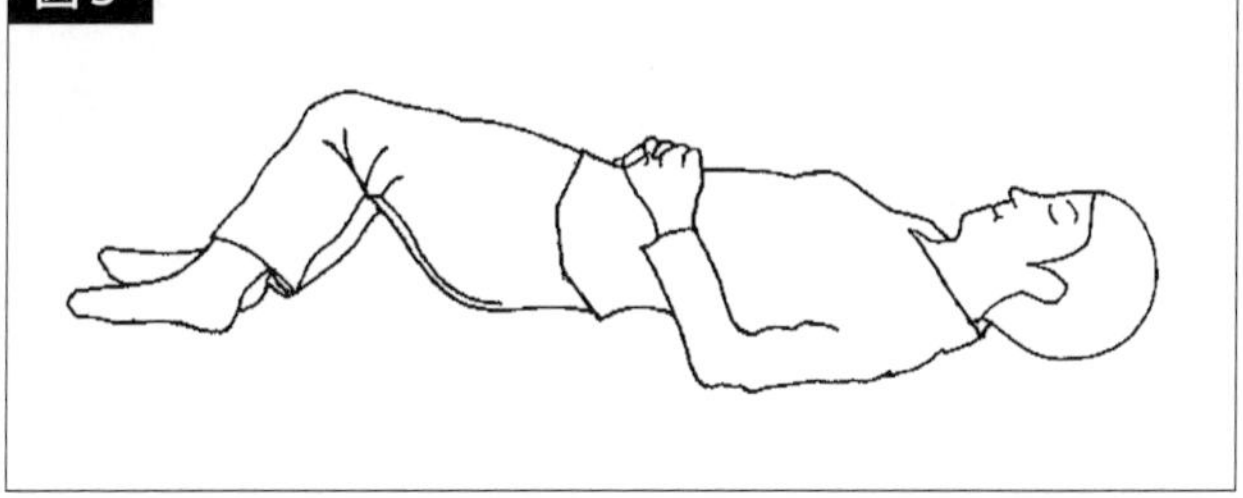

★ポイント：違和感（苦しい・痛い・重い・つっぱる・動きにくいなどの感覚）を見つけるにはゆっくり動くことが大切です。動診はゆっくり、できれば息を吐きながら行いましょう。

## ■基本姿勢　伏臥位

うつ伏せに寝て、腕はからだと平行に手のひらを上向きに伸ばしておきます。首は楽な方を向きます。前に伸ばしたり組んでアゴをのせたりすると力が入ります。

他の位置に腕をおいてもよいのですが、力の入らない、全身の力がぬけるような姿勢にすることが大切です。からだの状態によりどこかに苦しさを感じるときは、

図6

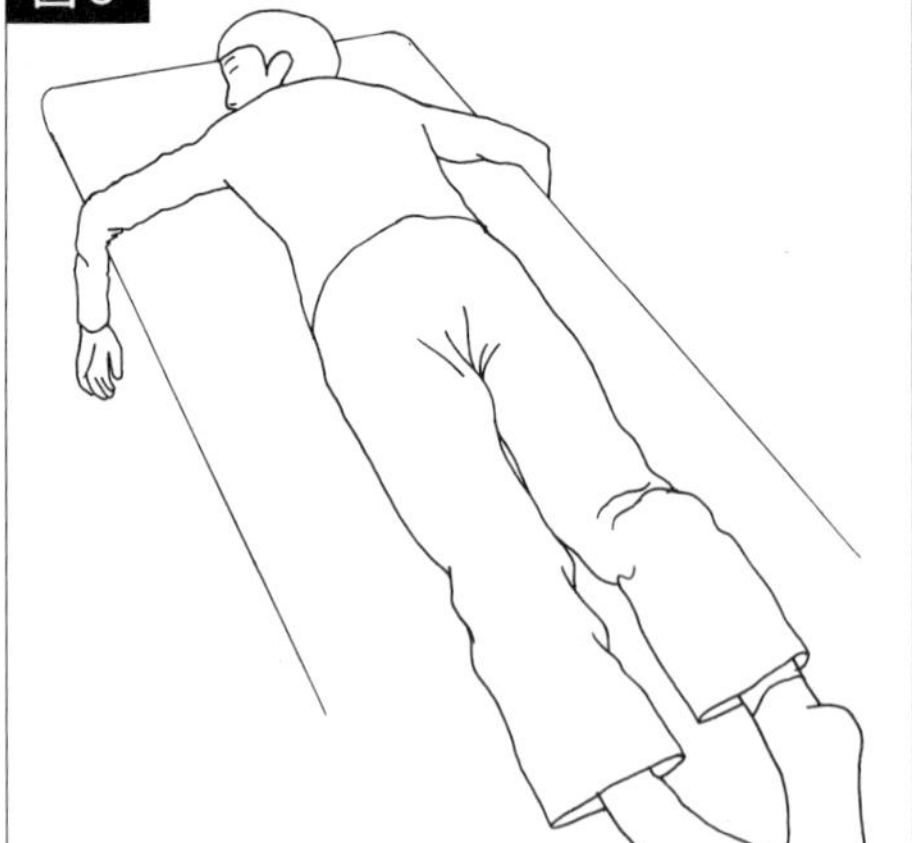

手を楽なところにおきましょう（図6）。

## ■カエル足

**姿勢**

伏臥の基本姿勢をとります。どこかに苦しさを感じるときは、手を楽なところにおきます。

**動診**

片方ずつ膝頭を自分の脇の下にむけてゆっくりと引き上げてみます（図7）。

どちらが上げやすいか、左右の感覚差を調べます。

図7

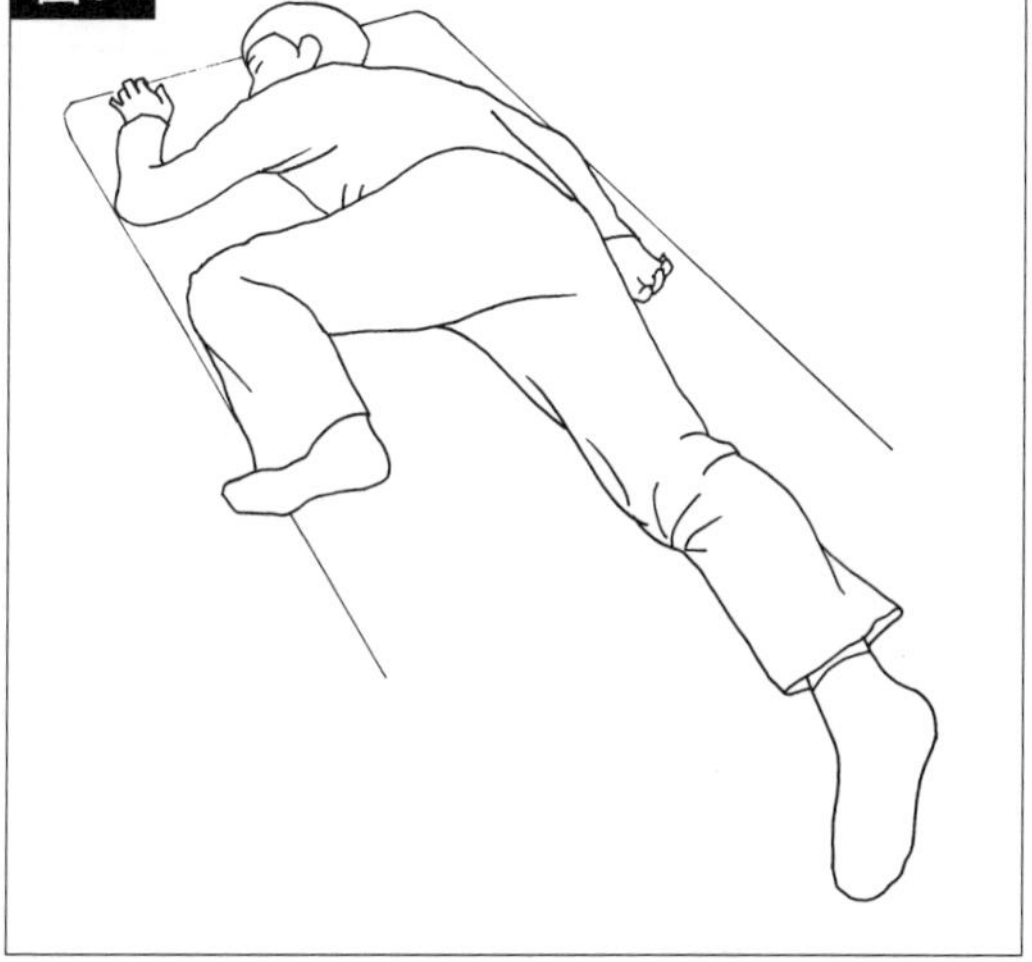

**操法**

やりやすい方を気持ちの良いところまで引き上げます。反対側の足を押し出すような気持ちでやると効果的です

3～5秒間保持しその場でストンと脱力し、ゆったりと一息深呼吸しましょう。

足を元にもどします（2～3回反復）。

もう一度動診して確認します。

**★ポイント：**左膝頭をわきの下へ向けて引かせると、左尻が盛りあがり、左背も高まって、右背は低くなります。充分に足を引かせたところで一挙に脱力させると背中、腰、尻にある左右の高低差が解消され、背骨にある歪みや圧痛点が無くなり均等になります。

Ｌｅｓｓｏｎ19で紹介している「ひとり操体の操法　踵伸ばし」も合わせて行ってみてください。

# あとがき

わたしたちは健康であれば不都合を感じることなく息をすることができますし、何でも好きなものを食べることができます。動くことに不自由を感じることもないでしょうし、思考は自由です。あたりまえに日々を送ることができている時は、健康についてあまり考えることがありません。

しかし、この健康は日々揺れ動く繊細なもので、心の調子、体の調子は毎日の自分の生活の営みや環境に左右され、今日の天候にさえ変動しています。だれもが経験しているように心が重い日があったり、たくさん歩いた時は今日明日筋肉痛が起こります。寒い日に暖かい場所に入った瞬間頭痛がおこるのも自然です。

わたしたちは感じやすい繊細な生き物です。

ちょっと感じるこの「こころとからだの痛みや不快感」は私たちを悩ませますが、この感覚こそわたしたちの生体を守る大切なシステムの発動の結果です。痛みや不快感がある時はちょっとたち止まって今の生活を省みる必要があります。無視をしてはいけません。きちんと感覚できるこのからだがあるからこそ病気にならずに済んだ、生活を見直そうと思うことができれば痛い・不快感もありがたいものに感じられます。操体法は自分への信頼を深めてくれます。

それでも、もし病気になってしまった時は、きっと操体法はあなたの生きかたを変えるみちしるべとなってくれるでしょう。

操体法をすることで自分を好きになっていただけたらいいなと願っています。

細川 雅美

●

橋本敬三氏の創出した操体法と他の健康のために行う身体操法（ボディーワーク）を分かつ唯一無二の特徴は、操体法で行う操法は、その是非を「すべて快感覚に委ねる」という一点に集約したことです。

既知のとおり、操体法の操法は、その特徴から、すべてが、痛くない、無理のない、激しくない動作によるものなので、極めて安全で、体力のない方や寝たきりの方にも適応できるボディーワークと言えます。今後、介護やリハビリ領域への応用も更に進むことを願っています。

この本では様々な「型」を掲載していますが、私自身の経験から一言、「型」から学び、「型」にとらわれないように！が習得のコツです。

この本がすでに操体法を健康づくりに活かされている方や、治療で操体法を導入されている方、あるいはこれから操体法を試みられる方の一助になれば幸いです。

渡邉　勝久

●

私は風邪やインフルエンザに罹患しても（もっとも病院に行かないので自己判断ですが）

腰や肩や膝などが痛くても、胃腸の調子が悪くても、頭痛、花粉症、アトピー性皮膚炎、円形脱毛症などになっても、病院にもいかず薬も服用せず操体法的な対応でやりすごしています。つまり、運動系の歪みの調整運動、飲食の内容・量の見直し、精神的ストレス事項からの逃避などで今のところ間にあっているということです。

少子高齢化で医療保障の内容もこの先どう変化するのか判らない世の中です。医療保障がより心細いものになったとしても、元々心身の健康管理は自分自身の責任問題であることに変わりはないはずです。本著を読まれた方の健康維持や体調管理のお役に立てればありがたいです。

舘 秀典

●

操体法というものの印象は、やはり「動」の具体性。見てわかるといった点で、「手っ取り早い」。操法という表現で言い慣わされています。そして、その効果も「手っ取り早い」。橋本敬三先生ご自身の慣用的な表現の一つです。呼吸、食事、体の動き、想念、そして環境の同時相関相補性が操体の趣旨だとしても、やはり「動」は際立っています。今回、この本が世に出る運びとなり、また新たに操体というささやかな身体文化の一端が姿を現します。

温古堂にご縁をいただいて半世紀近くになる現在、ものずきな私の関心は、意識・言語・身体の連関にあります。意識の進歩形態であり、その能力を過大に評価されてきた理性がさまざまにその限界を自覚せざるを得ないという反省の中、大事なのは「からだ」か、それとも「ことば」か、といった現代の思想的な関心に身を浸してきました。そしてこの頃、意識も言葉も、身体という母胎に支えられて存在するという単純な事実に思い当たりました。言葉は身体の中に胚胎する。これは、弘法大師空海の即身成仏の思想としてある、「身・口・意の三業」の考え方にリンクしてくるようであり、また、身体への根源的な思考を展開したメルロ・ポンティの思いに通じるものがありそうです。野次馬根性が大事であるという知的好奇心肯定が温古堂の特徴です。その身体性についてのユニークな主張をする今回の新刊は、素朴な身体論入門にもなっているものと思われます。

加藤　平八郎

「記憶は忘れる事もあるが、記録は絶対に後世まで残る。大切な物である」と橋本敬三先生は言っていました。

今回の原稿執筆で、敬三先生の右記の言葉を改めて確認しました。一つの物語・歴史というものは、物語・歴史があって語ると思われていますが、残った記録の検討過程で初めて過去が確定すると言われています。

この本を手に取った方々が操体法を学ぶきっかけとなり、操体法を実践して「操体法とはいいもんだなぁ」と楽しみ喜んでもらい、操体法を通して、豊かな人生を送るきっかけとなることを、そして、一人でも多くの健康に興味のある方々に操体法を楽しんで喜んでいただきたいと思っています。

最後に、この本の原稿は、『月刊手技療法』「誰にでもわかる操体法」シリーズの中の操体法レッスン1から24の連載原稿に加筆したものです。

「誰にでもわかる操体法」シリーズに関わった協力者の方々に感謝申し上げます。

また、操体法レッスン1からレッスン24を連載するにあたり、私稲田とたにぐち書店谷口直良社長と企画相談をした折、『操体法写真解説集』より操体法を解説することになりました。

『操体法写真解説集』より操体法を解説することについて快諾していただきました、温古堂橋本千春氏、たにぐち書店谷口直良社長に心より御礼を申し上げます。

稲田 稔

■参考文献
橋本敬三『からだの設計にミスはない―操体の原理―』たにぐち書店（2008）
橋本敬三『生体の歪みを正す』創元社（1987）
橋本敬三監修　川上吉昭編『操体法写真解説集』たにぐち書店（2003）
橋本敬三『万病を治せる妙療法』農山漁村文化協会（1978）
橋本敬三『誰にもわかる操体法の医学』農山漁村文化協会（1986）

〈編著者〉

●稲田 稔
鍼灸マッサージ師・柔整師／稲田みのる治療室／日本操体学会監事

●渡邉 勝久
鍼灸師／神戸温古堂治療院

●細川 雅美
M's 操体法教室主宰マタニティ操体教室／日本操体学会員

●舘 秀典
鍼灸師／みやぎ操体の会／日本操体学会監事

●加藤 平八郎
予備校講師・IDE大学協会会員／みやぎ操体の会／日本操体学会理事

〈協力者〉

●影井 正依
鳥取操体の会／日本操体学会員

●鈴木 雅彦
柔整師／健康の森接骨院／日本操体学会員

●井田 穎男
柔整師／井田整骨院

●藤原 しおり
保健師／産業カウンセラー／みやぎ操体の会

〈問い合わせ先〉

稲田稔　稲田みのる治療室
〒989－1623 宮城県柴田郡柴田町北船岡1－17－10
TEL・FAX 0224－54－1153

## 誰にでもわかる 操体法

2018年11月10日　第1刷発行
2022年4月27日　第2刷発行

編著者　稲田 稔・加藤 平八郎・舘 秀典
細川 雅美・渡邉 勝久

発行者　安井 喜久江

発行所　㈱たにぐち書店
〒171-0014　東京都豊島区池袋2-68-10
TEL. 03-3980-5536　FAX. 03-3590-3630
たにぐち書店.com